2. Auflage 2015
LMU- München
Veterinärstr. 13
80539 München
CKnospe@lmu.de
Create Space
ISBN-10: 1482343835
ISBN-13: 978-1482343830

Bibliografische Informationen der Deutschen Nationalbibliothek verzeichnet diese
Publikation in der Deutschen Nationalbibliothek; detaillierte bibliographische Da-
ten sind im Internet über http://dnb.d-nb.de abrufbar

verwendete Schriftart: Garamond

Vergleichende Embryologie der Hauskatze

Clemens Knospe

für Studierende und Praktiker
der Veterinärmedizin

Knospe

Inhaltsverzeichnis

Einführung 1

Progenese 2

Befruchtung 15

Frühentwicklung 17

Morphogenese 19

Embryonalentwicklung 24

Plazentation 28

Organogenese 32

Das Kardiovaskuläre System 33

Der Verdauungsapparat 42

Der Atmungsapparat 54

Der Harn- und Geschlechtsapparat 59

Das Nervensystem 71

Die Sinnesorgane 75

Die Endokrinen Organe 82

Die Haut und Hautorgane 91

Der Bewegungsapparat 94

Fetogenese und Histogenese 100

Literaturverzeichnis 118

Sachverzeichnis 119

Knospe

Vorwort

Die Bedeutung der Embryologie, insbesondere die Embryologie der Haussäugetiere, ist durch die heutige Praxis von künstlicher Besamung, Embryotransfer, Genmanipulation, Klonierung, und Stammzellgewinnung stark gestiegen. Dagegen sind die meisten Lehrbücher in klassischer Form, fern der Anwendung, überwiegend mit einfachen, aus der Anschauung von Schnittserien erstellten Schemata und Rekonstruktionen ausgestattet. Das vorliegende Buch möchte hier mit mehr Originalabbildungen eine neue Strategie eröffnen. Der Student soll am Beispiel der Hauskatze Primärinformationen für die Anwendung in der Praxis lesen lernen. Schematische Zeichnungen sind auf das notwendige Minimum beschränkt, dafür wird aber der Vergleich zu anderen Tierarten hergestellt. Außerdem werden alle Beschreibungen so kurz und prägnant wie möglich gehalten. Dieses Vorgehen ermöglicht es den prüfungsrelevanten Stoff gut und rasch, wie bei einem Repetitorium, zu erlernen, ohne den diagnostischen Blick für Prüfung und Praxis zu verlieren. Wichtige Begriffe, die auch Gegenstand von Prüfungen sein können, sind fettgedruckt. Bei den Abbildungen ist zur Vereinfachung die Vergrößerung mit x für schwache, xx für mittlere und xxx für starke Vergrößerung angegeben. Konstruktive Kritik ist sehr willkommen.

München, im Februar 2013

Knospe

Einführung

Embryologie ist das Studium der Entwicklung eines neuen Organismus. Nach der Theorie von Weisman ist die Entwicklung ein zyklischer Vorgang im ewigen Leben von Keimzellen. In ihrem diploiden, somatischen Stadium sind sie ein Teil des Körpers, in ihrem haploiden, freien Stadium verschmelzen sie während der Befruchtung, um ihre Gene neu zu mischen und eine neue individuelle somatische Linie zu eröffnen, die einen neuen Körper als Träger für die Keimzellen entwickelt. Aus dieser Sicht läßt sich Entwicklung in zwei Phasen unterteilen: die Progenese (Gametogenese) im adulten Organismus mit der Transformation von Keimzellen zu freien Gameten und die Ontogenese mit der Entwicklung des sterblichen Körpers, die mit der Vereinigung zweier verschiedener Gameten, Befruchtung, beginnt. Die Ontogenese hat drei Hauptabschnitte: den präembryonalen, den embryonalen und den fetalen Abschnitt, die in der NEV (Nomina Embryologica Veterinaria 2. Auflage 2006) in weitere 15 Perioden unterteilt werden. Diese werden von verschiedenen Autoren für die verschiedene Spezies in mehr oder weniger weitere Stadien untergliedert. Die Entwicklung der Hauskatze hat insgesamt 22 Stadien. Ganz grob charakterisiert ist der präembryonale Abschnitt die Primitiventwicklung mit der Morphogenese des Embryos, der embryonale Abschnitt ist die Entwicklung der Organe und Gewebe des Embryos und der fetale Abschnitt ist die Histogenese der Organe und Gewebe im Fetus. Nach der Geburt setzt sich die Entwicklung mit dem postnatalen und präpubertären Abschnitt der Entwicklung fort. Nach Haeckel's Theorie der Rekapitulation ist die Ontogenese sogar mehr, sie wiederholt die evolutionäre Stammesentwicklung (Phylogenese) in einer Art Kurzfassung.

Die Progenese

Die Progenese oder **Gametogenese** ist die Produktion der Gameten während der **Spermatogenese und Oogenese**, die Entwicklung der männlichen und weiblichen Keimzellen in drei Phasen: a) die Trennung der primordialen Keimzellen (Gonozyten) von den Körperzellen und ihre Wanderung in die Gonadenanlage, b) die spezifische Proliferation dieser Urkeimzellen bis zur Pubertät und c) die spezifische Differenzierung zu den befruchtungsfähigen Gameten.

Spermatogenese

Die Urkeimzellen im Hoden bilden die **Spermatogonien**, die, abhängig von ausreichendem Androgenstimulus, während der gesamten Zuchtperiode männlicher Tiere proliferieren. In der Pubertät beginnt der Vorgang der Entwicklung befruchtungsfähiger Samenzellen, Spermatogenese genannt.

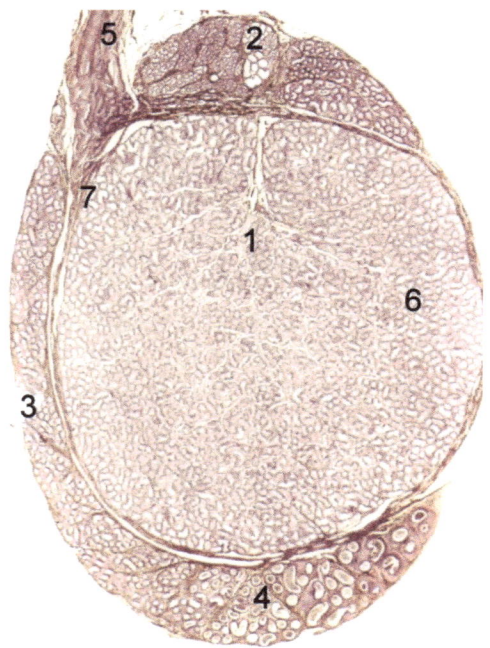

Abb. 1: Hoden, Kater, x HE (x=schwache primäre Vergrößerung), HE (=Hämatoxylin-Eosin-Färbung): 1 Mediastinum testis, 2 Kopf, 3 Körper, 4 und Schwanz des Nebenhodens, 5 Samenstrang, 6 Lobuli testis mit den Samenkanälchen.

Diese kann man in drei Phasen unterteilen: a) die Spermatozytogenese, bei der sich Spermatogonien zu Spermatozyten entwickeln; b) die Meiose, Reifeteilung, bei der sich diploide Spermatozyten zu haploiden Spermatiden entwickeln und c) die Spermiogenese, bei der sich Spermatiden zu Spermien (Spermatozoen) transformieren. Der ganze Vorgang dauert ungefähr 30 Tage beim Eber, 35-40 Tage beim Rüden und beim Kater, 40-50 Tage beim Bullen, Bock und Hengst, und 74 Tage beim Mann. Weitere 2-3 Wochen brauchen die Spermien für ihre Passage und Reifung im Nebenhoden. Das Ejakulat oder der Samen wird artspezifisch durch die Mischung der Spermien mit den spezifisch, unterschiedlichen Anteilen der Sekrete der akzessorischen Geschlechtsdrüsen, die als Verdünnung, Versorgung und Aktivator der Spermien dienen, gebildet.

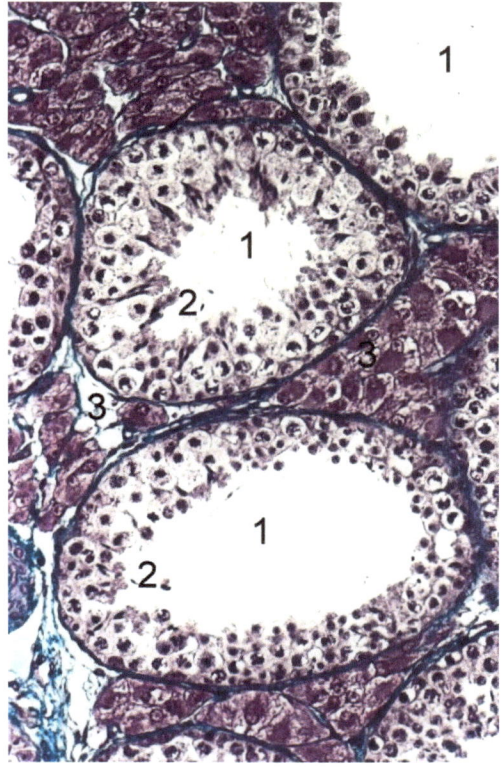

Abb. 2: Hoden, Eber, xx GRA (xx= mittlere primäre Vergrößerung, GRA=spezielle Trichrom-Färbung): 1 Tubuli, 2 Samenepithel, 3 Leydigzellen.

Spermatozytogenese

Die Spermatogonien proliferieren mitotisch und bilden **A und I-Spermatogonien**. Die A-Spermatogonien sind große Zellen auf der Basallamina, die die Stammzellschicht bilden. Die I-Spermatogien sind kleinere,

Abkömmlinge, die sich zu **B-Spermatogien** teilen. Diese sind dunkler und über Plasmabrücken verbunden. Sie teilen sich weiter zu den **präleptotänen Spermatozyten I**, die über die Sertolizellverbindungen (**Blut-Hoden-Schranke**) vom **basalen** zum **adluminalen Tubuluscompartiment** gelangen und somit nicht antigen auf den Körper wirken. In diesen Zellen ist die DNA zu zwei Tochterchromatiden jeden Chromosoms repliziert.

Meiosis

Während der Meiose teilen sich die **primären Spermatozyten** in zwei aufeinanderfolgenden Teilungen zu je vier haploiden Spermatiden. Die Spermatozyten I sind die größten Zellen in den Tubuli. Die **präleptotänen Spermatozyten** beginnen die Prophase der ersten Reifeteilung. Während des **Leptotänstadiums** werden ihre Chromosomen zu dünnen Strängen. Im **Zygotänstadium** legen sich die homologen Chromosomen mit ihren Doppelsträngen zu Tetraden mit je vier Chromatiden zusammen. In diesen Stadium kommt es im synaptonemalen Komplex zum Genaustausch. Im **Pachytänstadium** wird das als 'crossing over' der Chromosomen sichtbar. Im **Diplotänstadium** trennen sich die Chromatiden dann wieder; Chiasmata werden sichtbar. Die folgende **Diakinese** beendet die Prophase der ersten Reifeteilung. Die Chromosomen verkürzen sich, trennen sich in der folgenden Metaphase, Anaphase und Telophase und die erste Reifeteilung endet mit je zwei Tochterzellen, den **sekundären Spermatozyten**, die nur eine Dyade von zwei Chromatiden besitzen. Die sekundären Spermatozyten treten nur für kurze Zeit auf, denn sie gehen ohne weitere Synthesephase direkt in die zweite Reifeteilung ein, die einer Mitose ähnelt. Die beiden Chromatiden werden so auf zwei Tochterzellen, **Spermatiden**, verteilt. Ein Spermatozyt I ergibt also vier haploide Spermatiden.

Spermiogenese

Die Spermiogenese ist der Vorgang bei dem die Klone der je vier **Spermatiden** eine Metamorphose zu den hochdifferenzierten **Spermien** in vier Phasen durchlaufen:

a. Während der **Golgiphase** bilden proakrosomale Granula das akrosomale Vesikel.

b. Während der **Kappenphase** bildet das akrosomale Vesikel die Kopfkappe in exzentrischer Position und die Zentriolen ordnen sich am kaudalen Zellpol an. Vom distalen Zentriol wächst das Flagellum aus.

c. Während der **Akrosomenphase** verlängern sich Kern und Zytoplasma, der Schwanz wird zum Tubuluslumen ausgerichtet. Im Kern wird die DNA mit Hilfe von speziellen, basischen Histonen dichter gepackt und die Mitochondrien der Zellen ordnen sich um das Mittelstück spiralig an.

d. Während der folgenden **Reifephase** werden die Kernkondensation und die Organisation von Mittelstück und Schwanz abgeschlossen und die Plasmabrücken zwischen den Klonen aufgelöst. Die Reste stellen die Residualkörperchen dar, die von den Sertolizellen phagozytiert werden. Die fertigen Spermien werden schließlich freigesetzt.

Samenepithelzyklus und Tubulusstadien
Im Zyklus werden etwa alle vier Stunden mehrere Spermatogeneseserien gestartet. Da die folgenden Teilungen synchron verlaufen, bilden die verschiedenen Stadien des Samenepithels in den Tubuli ein bestimmtes Muster, Tubulusbild oder Tubulusstadium. In Wellen werden die Tubuli von solchen Muster widerkehrend durchlaufen; das nennt man den Samenepithelzyklus. Es gibt von verschiedenen Autoren für verschiedene Tierarten unterschiedliche Systeme diesen Zyklus in mehr oder weniger Stadien einzuteilen, wobei Systeme mit nur vier oder auch mit bis zu 14 Stadien existieren. Da wird ein Vergleich schwierig. Besser ist ein **vergleichendes System mit 6 Stadien**, das man auf alle Haussäugetiere anwenden kann. Die jeweiligen Tubulusbilder (Stadien) sind in ihrer Zusammensetzung verschiedener Zellen typisch:

I Postzytokinese-Stadium

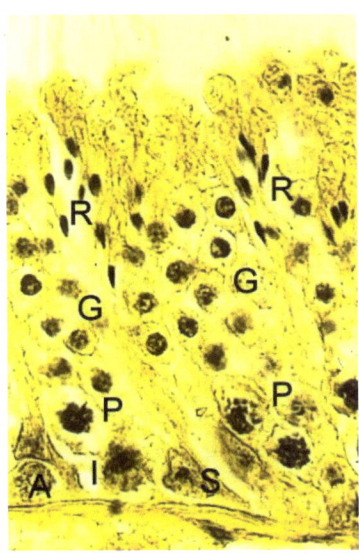

Abb. 3: Samenepithel, Kater, xxx EH (xxx= starke Primärvergrößerung, EH=Eisenhämatoxylin Färbung): Postzytokinese mit A-Spermatogonien (A), I-Spermatogonien (I), Sertolizelle (S), Spermatozyt I im Pachytän (P), Spermatiden in der Golgiphase (G), Spermatiden in der Reifephase (R).

5

II Präspermiation-Stadium

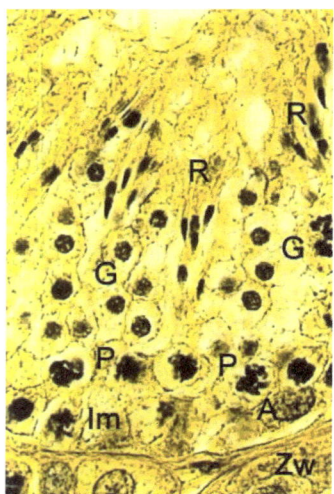

Abb. 4: Samenepithel, Kater, xxx EH: Präspermiation mit A-Spermato-gonien (A), I-Spermatogonien (Im), Spermatozyten im Pachytän (P), Spermatiden in der Golgiphase (G), Spermatiden in der Reifephase (R).

III Spermiations-Stadium

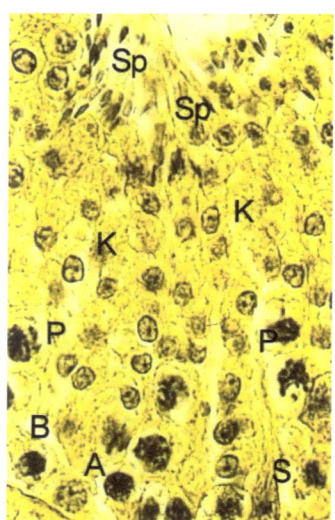

Abb. 5: Samenepithel, Kater, xxx EH: Spermiation mit A-Spermatogonien (A), B-Spermatogonien (B), Sertolizellen (S), Spermatozyten im Pachytän (P), Spermatiden in der Kappenphase (K), Spermien (Sp).

IV Postspermiation-Stadium

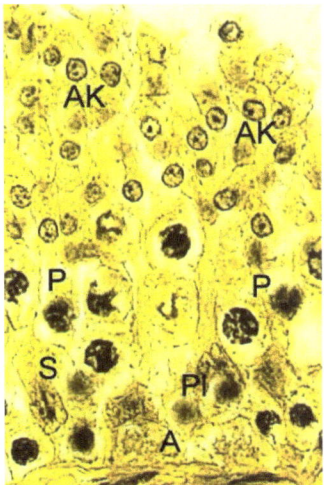

Abb. 6: Samenepithel, Kater, xxx EH: Postspermiation mit A-Spermatogonien (A), Spermatozyten im Präleptotän (PL), Spermatozyten im Pachytän (P), Spermatiden in der Akrosomenphase (Ak).

V Präzytokinese-Stadium

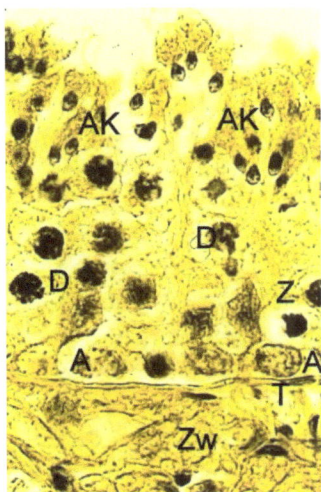

Abb. 7: Samenepithel, Kater, xxx EH: Präzytokinese mit A-Spermatogien (A), Spermatozyten im Diplotän (D), Spermatozyten im Zygotän (Z), Spermatiden in der Akrosomenphase (Ak), peritubuläre Zelle (T), Leydig'sche Zwischenzellen (Zw).

VI Zytokinese-Stadium

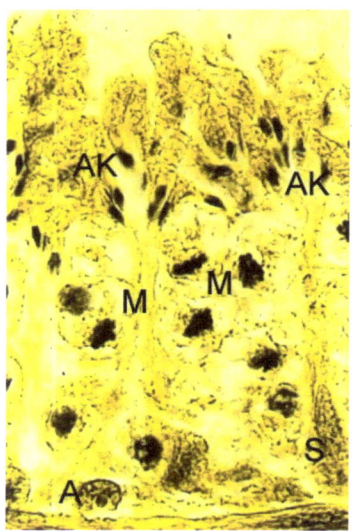

Abb. 8: Samenepithel, Kater, xxx EH: Zytokinese mit A-Spermatogonien (A), Sertolizelle (S), Metaphasespermatozyten (M), Spermatiden in der Akrosomenphase (Ak).

Regulation

Leydigzellen produzieren unter hypothalamischer Kontrolle Androgene mit systemischen und lokalen Effekten. Zwischen den Leydigzellen und den Sertolizellen findet eine chemische Kommunikation zur Regulation der Spermatogenese statt (Gonadocrinin, Oxytozin, Vasopressin, Endorphine, Testibumin, Transferrin, Inhibin, Antiakrosin).

Oogenese

Die Oogenese hat zunächst eine **pränatale Phase im fetalen Ovar**, wobei sich Urkeimzellen zu Oogonien teilen, die zusammen mit dem Follikelepithel eine schmale Rindenschicht von **Primordialfollikeln** ergeben. Diese mitotische Teilungen laufen bis zur Geburt, beim Fleischfresser und bei Wiederkäuern sogar noch darüber hinaus. Es entstehen einige Millionen Follikel, von denen die meisten später degenerieren (Follikelatresie), nur eine kleine Gruppe von primären Oozyten gelangt zur Prophase der ersten Reifeteilung, dann ruhen die Follikel bis in die postnatale Phase. Der Abschluß der ersten Reifeteilung beginnt erst nach der Pubertät (**postpubertäre Phase**). Dann ist die **Follikulogenese** mit der Bildung von sekundären und tertiären Follikeln ein zyklischer Vorgang, der jeweils mit der Ovulation endet. Kurz vor oder während der Ovulation entstehen die **sekundären**

Oozyten und die ersten **Polkörperchen** werden freigesetzt. Die zweite Reifeteilung wird erst nach der Befruchtung abgeschlossen, außer beim Hund und beim Pferd, wo beide Reifeteilungen erst nach der Befruchtung ablaufen. Deshalb ist es nicht möglich die gesamte Meiose in einem Schnitt durch das Ovar zu beobachten. In den meisten Follikeln findet man primäre Oozyten, die in einem besonderen Diplotänstadium, dem sogenannten **Dictyotänstadium** arretiert sind. Dabei ist ein Teil der DNA netzförmig ausgebreitet und der Nucleolus wiederhergestellt, damit der Zellstoffwechsel und die Dotterproduktion erhalten bleiben. Im Gegensatz zum männlichen Geschlecht ist die folgende Diakinese ungleich, die Eizelle erhält den Großteil des Zytoplasmas, die Polkörperchen nur sehr wenig. Ein echtes **Ovum** als weiblicher Gamet mit dem haploiden Chromosomensatz, existiert nie, da erst die befruchtete Eizelle, also die Zygote, die zweite Reifeteilung abschließt.

Gameten

Gameten sind hochspezialisierte Zellen mit einem haploiden Chromosomensatz **(N): Hund und Huhn 39, Pferd 32, Esel 31, Rind und Ziege 30, Schaf 27, Mensch 23, Schwein und Katze 19**
mit dem **Drosophilatyp bei Säugern**: A (Autosomen) X (Heterosom) = weiblich; AY = männlich; **Abraxastyp bei Vögeln:** AX = männlich; AY = weiblich. Der Protenortyp kommt nur bei Insekten vor.

Die männlichen Gameten, Spermien, haben alle die gleiche Struktur mit kondensierten Chromosomen im Kopf mit der **Akrosomenkappe** und einem hochspezialisierten Mittel- und Schwanzteil. Die weiblichen Gameten sind die befruchteten Eizellen nach der weiten Reifeteilung, wenn sie das zweite Polkörperchen abgeschnürt hat. Die **ovulierten Präova** sind primäre oder sekundäre Oozyten. Zusammen mit ihren Hüllen, der Zona pellucida, der Corona radiata und eventuellen sekundären Hüllen wie Schalen und Schalenhaut beim Vogel oder der Neozona bei manchen Säugern, nennt man sie **Eier**. Im Gegensatz zu den einheitlichen Spermien, werden **die Eier nach ihrem Dottergehalt klassifiziert**. Vögel haben dotterreiche, **polylecithale** Eier mit einem Dotterpol (**telolecithal**), Amphibien haben **mesolecithiale** Eier mit ungleichmäßig verteiltem Dottermaterial (**anisolecithal**) und plazentale Säuger haben wenig Dotter, **oligolecithale** Eier mit gleichmäßig verteiltem Dottermaterial (**isolecithale**). Ursache ist die Art der Entwicklung, die im Körper oder ausserhalb stattfinden kann.

Die durchschnittliche Eizellgröße beträgt (mm): **Maus 0,09; Katze 0,13; Schwein 0,14; Hund 0,14; Pferd 0,14; Wiederkäuer 0,15; Forelle 1,0; Frosch 1,5; Huhn 25.**

Sexualzyklus

Um eine Gravidität zu ermöglichen, unterliegt das weibliche Geschlecht der Säuger zyklischen Veränderungen des Verhaltens und der Morphologie der Geschlechtsorgane, stimuliert durch verschiedene Hormone, Licht und Temperatur. Säuger mit einem Zyklus pro Jahr nennt man **monöstrisch**; andere sind **diöstrisch oder polyöstrisch**. Katzen sind saisonal polyöstrisch, das heißt, die Zyklen häufen sich im Frühjahr und Herbst, wobei mehrere Zyklen ohne Ovulation oder ein Zyklus mit einer **provozierten Ovulation** (durch den Decktakt provoziert) vorkommen kann. Die Zyklusphasen sind der **Proöstrus, Östrus, Postöstrus** und zwischen zwei Zyklen der **Diöstrus oder Interöstrus**. Die Zyklusdauer ist tierartlich unterschiedlich: Maus und Ratte 4-6 Tage (mit 3-24 Stunden Östrusdauer), Schwein d 21 (d2-3), Pferd d 21-22 (d 4-6), Rind d 21 (12-24h), Schaf d 16-17 (d 1), Ziege d 20-21 (d 1), Katze anovulatorisch d 14-21 (d 8), mit provozierter Ovulation d 30-75 (d 4-6), Hund 6 Monate (d 14-21).

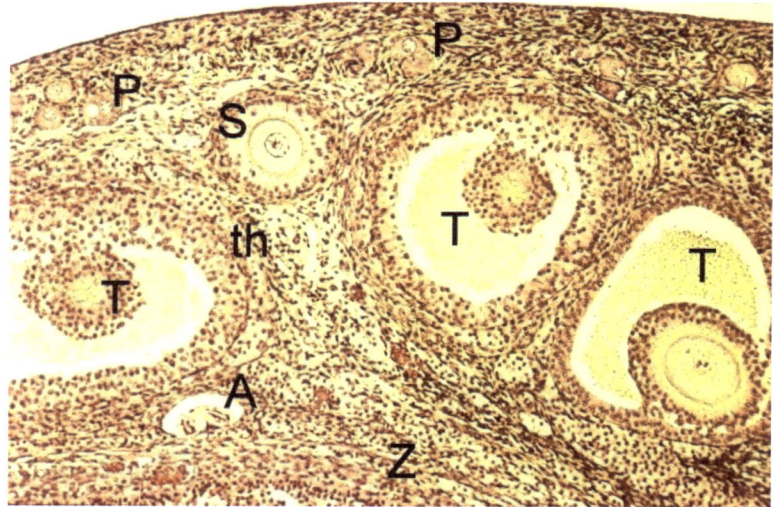

Abb. 9: Ovar, Katze, xx HE: Primärfolliklel (P), Sekundärfollikel mit größeren Oozyten und Zona (S), Tertiärfollikel mit Antrum (T) und Theca (th), Intermediärzellen (Z), atretische Follikel (A).

Ovarieller Zyklus

In der Rinde des Ovars werden dabei Primordialfollikel aktiviert. Das Follikelepithel wird kubisch, die Eizelle wächst im **Primärfollikel**. Wenn das Follikelepithel mehrschichtig wird und sich eine **Zona pellucida** (Oolemm) um die Eizelle bildet, spricht man vom **Sekundärfollikel**. **Tertiärfollikel** bekommen eine größere Eizelle, mehrschichtiges Follikelepithel mit einem

Antrum und werden außerhalb der Basallamina von einer **Theca** (interna=zellreiche Schicht, externa=faserreiche Schicht) umgeben. Sie rücken langsam zur Oberfläche des Ovars und werden im Östrus als riesige **Graafsche Follikel** ovuliert. Dabei spült die Follikelflüssigkeit der Follikelhöhle die Eizelle mit umgebenen Zellkranz (**Corona radiata**) in den Eileiter. Im Postöstrus werden die Follikelreste zu einem Gelbkörper transformiert (Details siehe Histologielehrbücher).

Uteriner Zyklus

Im Proöstrus proliferiert das Endometrium. Bei den Fleischfressern wird die Durchsaftung sehr stark und es treten sogar Einblutungen, sogenannte **Brunstblutungen** auf (**blutige Phase der Läufigkeit**). Im Östrus wird die Schleimhaut auf eine eventuelle Einnistung vorbereitet, die Uterindrüsen proliferieren und es wird Schleim gebildet (**schleimige Phase der Läufigkeit**). Jetzt erst ist das Tier konzeptionsfähig. Kommt es nicht zur Einnistung, schließt sich der Diöstrus an, bei dem die Uterusschleimhaut wieder reduziert wird. Bei Primaten ist der Abbau so radikal, daß er mit Blutungen einhergeht (**Menstruation**).

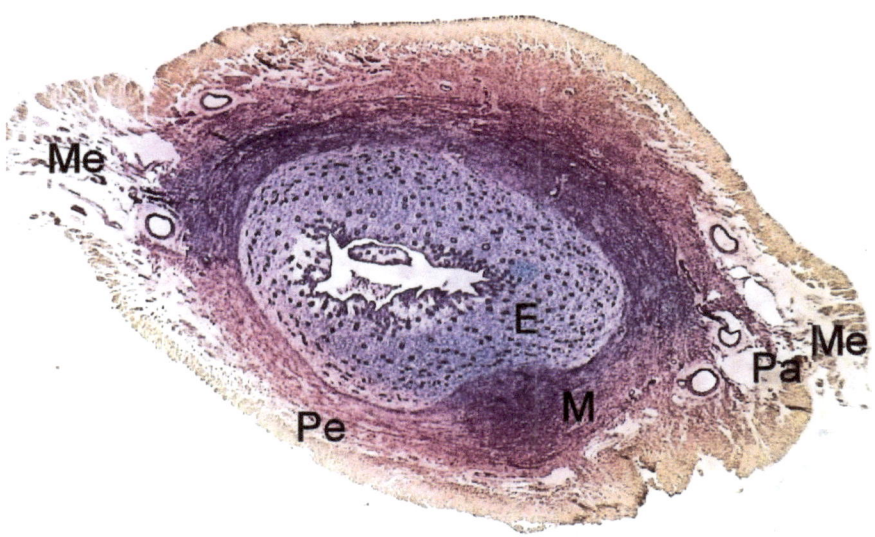

Abb. 10: Uterus, Hund, Diöstrus, x HE: reduziertes Endometrium (E), Myometrium (M), Perimetrium (Pe), Parametrium mit Blutgefäßen (Pa) und Mesometrium (Me).

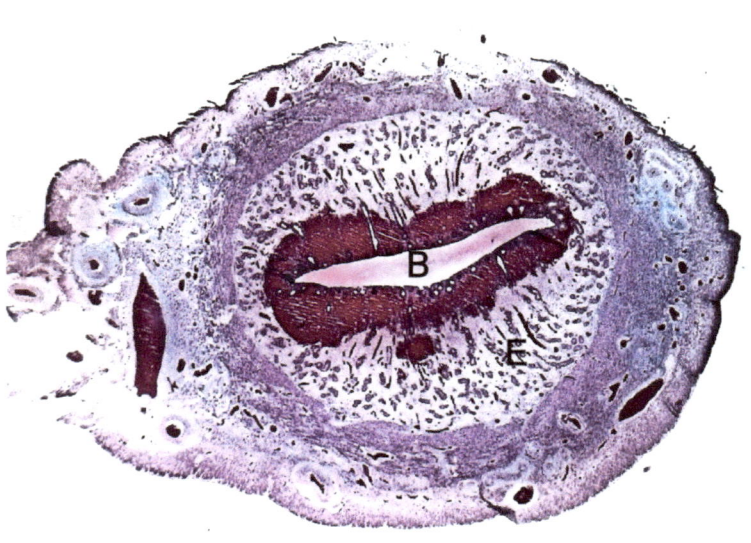

Abb. 11: Uterus, Hund, Proöstrus, x HE: Endometrium (E) mit Einblutungen (B).

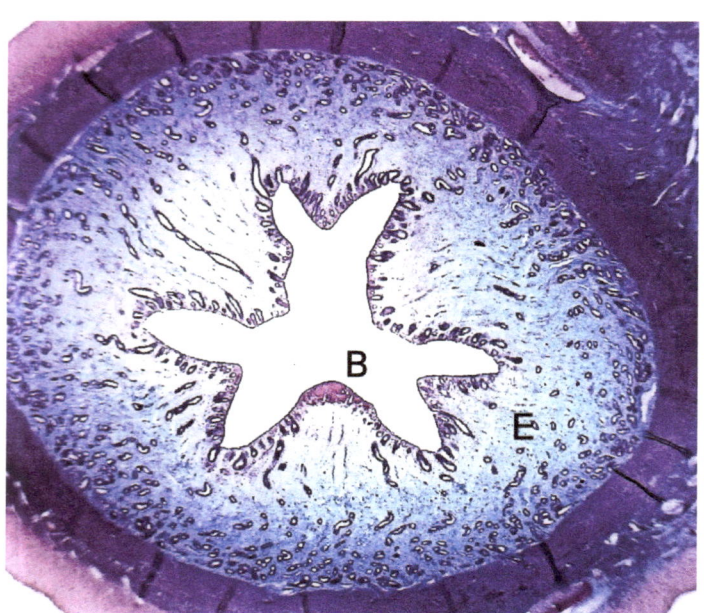

Abb. 12: Endometrium, Hund, Östrus, x GRA: Drüsenproliferation (E) und Blutungsreste (B).

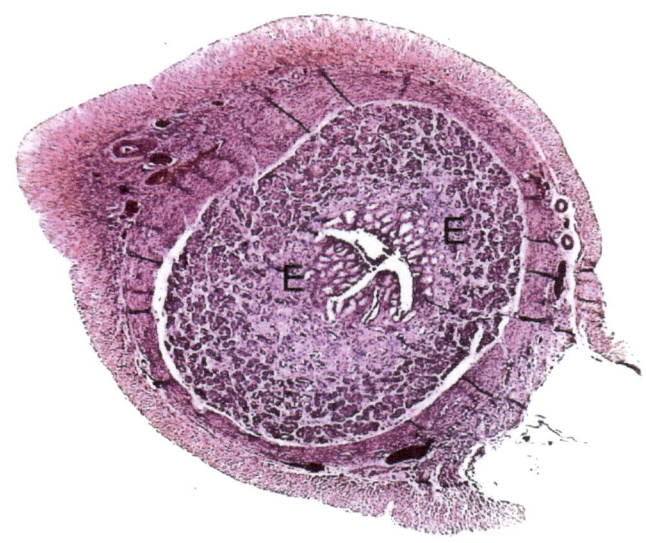

Abb. 13: Uterus, Hund, Postöstrus, x HE: Endometrium mit aktiven Drüsen (E).

Vaginaler Zyklus

Parallel zu den Vorgängen am Ovar und Uterus treten auch Veränderungen an der Vagina auf. Besonders bei Nagern zeigt das **Vaginalepithel deutliche Verhornung im Östrus**. Das läßt sich bei Abstrichen gut zeigen, während sonst nur Rundzellen (Leukozyten) auftreten. Im Postöstrus sind die Rundzellen vermehrt.

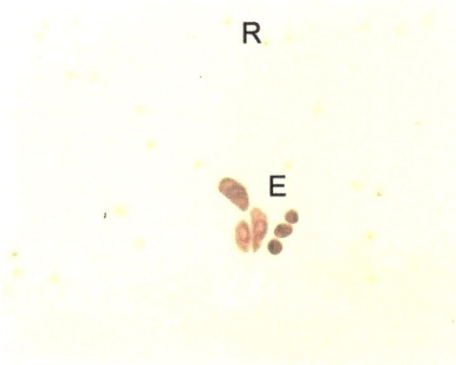

Abb. 14: Vaginalabstrich, Maus, Dioestrous, xxx PAP (Papaniculou Färbung): Rundzellen (R) und Epithel (E).

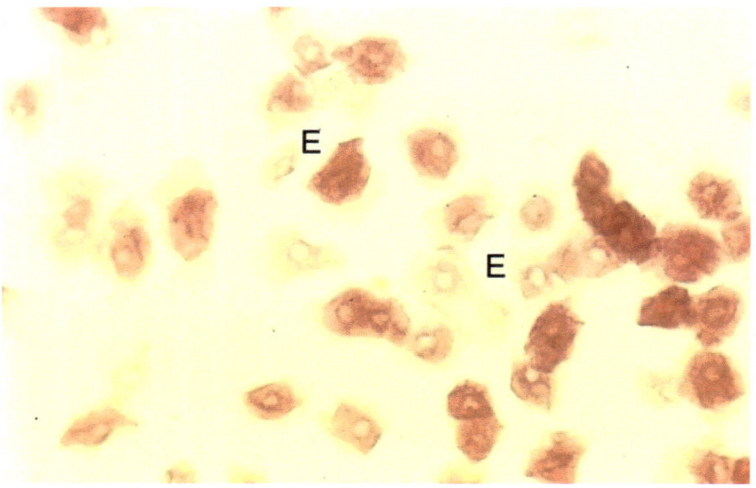

Abb. 15: Vaginalabstrich, Maus, Östrus, xxx PAP: Verhorntes Epithel (E).

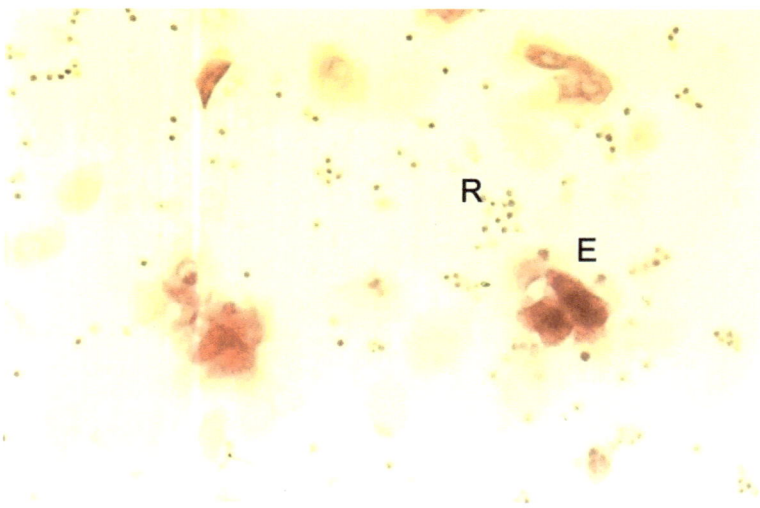

Abb. 16: Vaginalabstrich, Maus, Postöstrus, xxx PAP: viele Rundzellen (R) und Epithel (E).

Befruchtung

Die Befruchtung ist die **Fusion eines Spermiums mit der Eizelle** für die Entwicklung eines neuen Individuums. Voraussetzung ist die Ovulation einer Eizelle und die Ejakulation von Spermien und ihre Vereinigung im weiblichen Genitale (Insemination), normalerweise durch den Natursprung, heute aber auch schon oft durch künstliche Besamung oder invitro durch künstliche Befruchtung (invitro Fertilisation). Ovulation, Paarung und Besamung sind natürlicherweise mit zyklischen Veränderungen der Struktur und Funktion der Geschlechtsorgane verbunden, durch zahlreiche innere und äußere Faktoren reguliert, die Gegenstand spezieller veterinärmedizinischer Disziplinen wie Tierzucht, Gynäkologie, Geburtshilfe und Andrologie sind. Die Embryologie befaßt sich mehr mit den Vorgängen nach der Befruchtung, die zur Entwicklung eines Embryos führen. Die Ovulation ist der Sprung eines oder mehrerer Graafscher Follikel, was spontan oder provoziert (Katze, Kaninchen) sein kann. Die Wand des gesprungenen Follikels wird dann in ein **Corpus luteum** transformiert, ein wichtiges endokrines Organ, was den Uterus auf die Einnistung des frühen Embryos vorbereitet und anfänglich die Gravidität aufrecht erhält.

Die Oozyte wird bei der Ovulation in den Eileiter gespült, wo normalerweise 12-24 Stunden später die Befruchtung stattfindet. Die Spermien werden durch die Tubenkontraktionen transportiert. Sie sind für mehrere Tage (6-7 bei Fleischfressern und Pferden, bis zu 70 Tagen beim Geflügel) **befruchtungsfähig** nach ihrer Kapazitation. Die Eizelle ist meist nur 24 Stunden befruchtungsfähig. Die **Kapazitation** dauert 5-6 Stunden im weibliche Genitaltrakt und umfaßt die Entfernung der **Dekazitationsfaktoren** in Form bestimmter Glykoproteine und die Aktivierung der akrosomalen Enzyme. Die Befruchtung kann in drei Phasen unterteilt werden: Imprägnation, Reduplikation und Konjugation.

Imprägnation

Die Imprägnation beginnt mit der Penetration der Barrieren um die Eizelle: die Corona radiata (die event. schon fehlt), die Zona pellucida und das Oozytolemm. Das geschieht mit Hilfe der akrosomalen Enzyme (**Akrosomenreaktion**). Durch rezeptorvermittelte Vorgänge, wie eine Potentialänderung, wird in der Eizelle die **Kortikalreaktion** ausgelöst. Dabei wird der Inhalt der kortikalen Granula freigesetzt, was schließlich zur Komformationsänderung der Zona pellucida und zur Bildung eines **perivitellinen Spalts** zwischen Eizelle und Zona führt, um weitere Spermien am Eindringen zu hindern und damit ein Polyspermie zu vermeiden. Die zweite Reifeteilung der Oozyte wird nun vervollständigt, sichtbar an der Abschnürung eines zweiten Polkörperchens. Dieses ist deshalb der sichtbare **Beweis für die Befruchtung**. Der Spermienkopf verschmilzt nun mit dem **Konzeptionshügel**, und das Spermium wird tierartlich unterschiedlich ganz oder teilweise eingeschleust.

Reduplikation

Nach einer kurzen Ruhe werden vom Ovum und Spermium die Chromosomen rekonstruiert, redupliziert, **ein männlicher und ein weiblicher Vorkern** und der Spindelapparat etabliert. Dazu liefert die Samenzelle die Zentriolen für die erste Teilung.

Konjugation

Beide Vorkerne wandern aufeinander zu und verschmelzen. Ihre Chromatiden bilden die **tetraploide Zygote**. Nach einer weiteren Ruhephase teilt sich diese zu den ersten beiden Blastomeren des neuen Embryos. Bei der Katze findet das etwa 60-68 Stunden nach dem Deckakt statt.

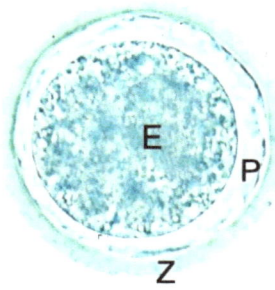

Abb. 17: befruchtete Eizelle der Katze, xxx, ungefärbt: Eizelle mit Dotterplättchen (E), perivitelliner Spalt (P), transformierte Zona (Z).

Ergebnisse der Befruchtung

1. Das Ende der Meiose und der Beginn der Furchung; 2. Die **Amphimixis** mit der Wiederherstellung des diploiden Chromosomensatzes; 3. Die Festlegung des genetischen Geschlechts.

Störungen

1. **Zwillingsbildung** bei uniparen Tieren: a) zweieiige, wenn zwei Ova befruchtet werden.

b) eineiige, wenn das Ovum sich vor der Blastulation noch einmal teilt.

2. **Polyspermie**: Manchmal dringen mehrere Spermien in die Einzelle ein. Häufiger gehen deshalb beim Schwein polyploide Zygoten zugrunde. Beim Vogel ist das physiologisch und die Ursache für das Auftreten der soge-

nannten **Dotterkerne**.

3. **Parthenogenese und Merogonie** ist die partielle Entwicklung eines Gameten ohne Befruchtung, die bei manchen Insekten eine Rolle spielt.

4. **Superfekundation** ist die sukzessive Befruchtung von zwei oder mehreren Eizellen durch verschiedene männliche Partner. Das kommt relativ häufig bei Hunden vor.

5. **Superfetation** ist die Befruchtung einer Eizelle bei einem schon graviden Muttertier, was bei Schweinen und Rindern häufiger vorkommt.

Frühentwicklung

Die Frühentwicklung beginnt mit den ersten Zellteilungen, **Furchung** genannt, da an der Oberfläche die Zellgrenzen sichtbar werden. Die Zona ist dabei noch intakt, so daß die Tochterzellen, die man **Blastomere** nennt, immer kleiner werden. Der Fachbegriff ist Blastogenese, der entstehende Frühkeim ist die Blastomerula (Blastula). Das Muster der Teilungen hängt dabei vom Dottergehalt der befruchteten Eizelle ab. Bei Vögeln und Monotremata kommt es durch den hohen Dottergehalt (polylecithal) bedingt zu einer **partiellen Furchung** nur im Euplasma der Keimscheibe, das Dottermaterial bleibt am Dotterpol (telolecithal) ungefurcht. Bei Amphibien mit mäßig dotterhaltigen, mesolecithalen Eiern ist die **Furchung total** (durch den gesamten Keim), aber **inequal** mit größeren, mehr dotterhaltigen Zellen am vegetativen Pol. Bei unseren Haussäugetieren, wo die Eier sekundär nur wenig Dottermaterial (oligolecithal) enthalten, ist die Furchung ebenfalls **total, aber equal**. Die Furchung bei Vögel entspricht also dem **meroblastischen Typ**, Säuger und Amphibien haben einen **holoblastischen Typ der Furchung**, wobei die erste Teilungsfurche entlang der Längsachse und die folgende im rechten Winkel dazu erfolgen. Nach einigen Teilungen werden bei Säuger die Teilungen aber asynchron. Es entsteht so eine Zellmasse mit etwa 19-31 Zellen, die einer kleinen Maulbeere ähnelt und deshalb als **Morula** bezeichnet wird. Bei Katzen tritt die Morula ungefähr 72-124 Stunden nach der Konzeption im Oviduct auf. Die Corona ist inzwischen zerfallen, aber die Zona immer noch intakt, allerdings aufgeweitet. Zu diesem Zeitpunkt ist schon das HY-Antigen in männlichen Embryonen wirksam.

Während der ersten Woche verlieren die Blastomere ihre sphärische Form und werden immer dichter gepackt innerhalb der Zona, die nun oval wird. Interzellulärflüssigkeit sammelt sich in einer zentralen Höhlung, dem **Blastocoel**. Der vergrößerte Keim ist nun zur **Blastocyste** in der Blastulationsperiode geworden. Seine Zellen sind jetzt nicht mehr einheitlich. Eine innere Zellmasse formt nun den **Embryoblasten**, äußere Zellen bilden den **Trophoblasten**, wobei Ersterer den späteren Embryo, Letzterer die Einhüllen und Plazenta bildet. Am Ende der ersten Woche löst sich die Zona, die Blastozyste 'schlüpft'.

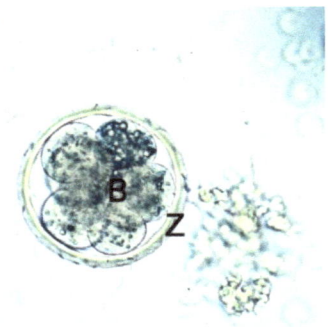

Abb. 18: Blastomerula vom Schaf, 7-Zell-Stadium, xxx ungefärbt: Blastomere (B), Zona (Z).

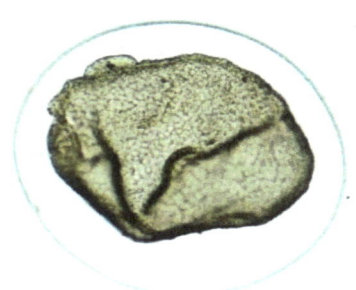

Abb. 19: Blastozyste mit Zona, Katze, 8 Tage, xxx ungefärbt.

Amphibien haben keinen getrennten Embryo- und Trophoblasten, aber dorsal gelegene **Mikromere** und ventral gelegene, dotterreiche **Makromere**, die später das Entoderm ergeben. Bei Vögeln trennt die **Subgerminalhöhle** die zentral gelegene **Keimscheibe (Blastoderm)** und den marginalen **Synzytiotrophoblasten** vom darunterliegenden Dotter. Um die Gastrulation der Säuger verstehen zu können, ist es wichtig diese Extreme zu kennen: die holoblastischen Amphibien, die meroblastischen Vögel und dazwischen die holoblastischen Haussäugetiere, die wegen ihrer **sekundär dotterarmen Eier** (Protheria haben noch dotterreiche Eier) mit der Entwicklung eines **Keimschilds** Ähnlichkeiten zum meroblastischen Typ zeigen. Die Blastulation schafft die Voraussetzung zur Keimblattbildung. Da

Säugermorulae oder -blastozysten noch **Präimplantationsstadien** sind, also noch keine Verbindung zum Uterus aufgenommen haben, können sie einem geeigneten Spendertier entnommen, tiefgefroren aufbewahrt und im gepufferten Kulturmedium zu einem anderen Muttertier übertragen werden. Dieser **Embryotransfer** kann einer **invitro Befruchtung, Klonierung** oder einem **Gentransfer** folgen und ist heutzutage gängige Praxis.

Morphogenese

Die Morphogenese des Embryos beginnt bei den meisten Säugern, so auch der Katze, in der zweiten Entwicklungswoche als Bildung der drei Keimblätter (**Gastrulation**). Diese Überlagerung verschiedener Schichten ist Voraussetzung für die Induktion verschiedener Gewebe und Organe, gesteuert durch die Aktivität verschiedener regulativer Gene, die nach und nach die Differenzierung und die Determination entsprechend der **prospektiven Potenz** zur **prospektiven Bedeutung** umsetzen. Dieser Vorgang wird bei sogenannten **Mosaikeiern** sehr früh, bei den sogenannten **Regulationseiern** dagegen spät vollzogen. Fehldeutung dieser Tatsache haben im 18. Jahrhundert zu den **Theorien der Präformation und Epigenesis** geführt. Vertreter der Präformationslehre glaubten je nach Mode mal in der Eizelle, mal im Spermium bereits das vorgefertigte kleine 'Menschlein (Homunculus)' zu sehen, das nur noch wachsen mußte, während die Vertreter der Epigenesis an reine Regulation durch verschiedene Faktoren glaubten (Der heutige Begriff Epigenesis beschreibt dagegen nicht-Gen-gebundene, meist erworbene Vererbungsfaktoren).

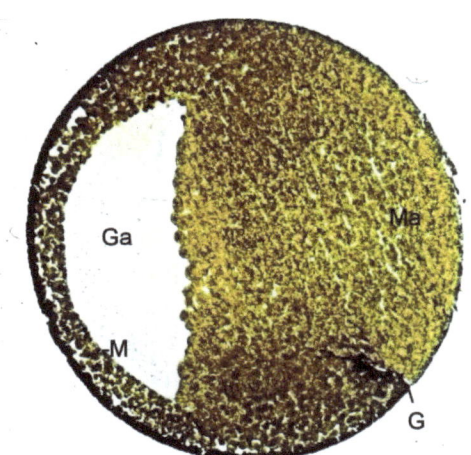

Abb. 20: Gastrula, Frosch, xx, Pikroblauschwarz: Gastroporus (G), Gastrocoel (Ga), Mikromere (M), Makromere (Ma).

Auch der Gastrulationstyp ist vom Dottergehalt der Eizellen abhängig. Bei der mesolecithalen Amphibienblastula werden äußere Makromere durch den Urmund (Gastroporus) in das Innere verlagert und so die Keimblätter gebildet. Bei den Haussäugern wird dagegen wie bei Meroblastiern der innere Entoblast vom mehrschichtigen, äußeren Ektoblasten delaminiert (**Delamination**) und der Mesoblast durch **Invagination** gebildet. Dem Urmund entspricht der **Primitivstreifen**, der Ausdruck der einströmenden Mesoblastzellen ist. Mit dem Primitivstreifen ist auch die spätere Achse des Embryos festgelegt.

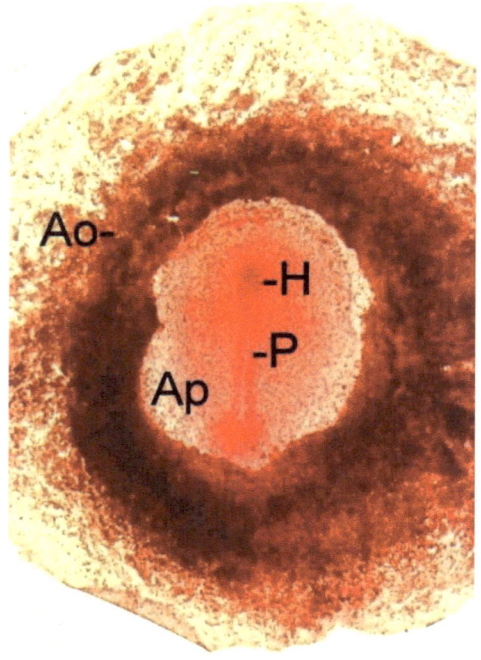

Abb. 21: Blastoderm, Huhn, total, 10 Stunden, x Carmalaun: Area pellucida (Ap), Area opaca (Ao), Hensenscher Knoten (H), Primitivstreifen (P).

Das Kranialende des Primitivstreifens ist der verdickte **Hensensche Knoten**, von wo aus der **Kopffortsatz, die Chorda dorsalis**, nach vorne hin auswächst. Zur Seite hin wächst die **Mesodermplatte**. Nur zwei rundliche Bezirke werden nicht vom Mesoblasten getrennt: die **Prächordalplatte** vor dem Kopffortsatz (die spätere Membrana buccopharyngica) und die **Kloakenmembran** hinter dem Primitivstreifen. Hier liegen Ektoblast und Entoblast direkt aufeinander. Der Mesoblast breitet sich immer weiter zur Seite aus, auch über die Keimscheibe hinaus in den Trophoblasten und wird dort zum extraembryonalen Mesoderm. Auch wenn der prinzipielle Vorgang bei alle Vertebraten gleich ist, gibt es im Detail natürlich viele Unterschiede. Bei den Haussäugern werden vier **Haupttypen** und einige Subtypen dieser Frühentwicklung beschrieben.

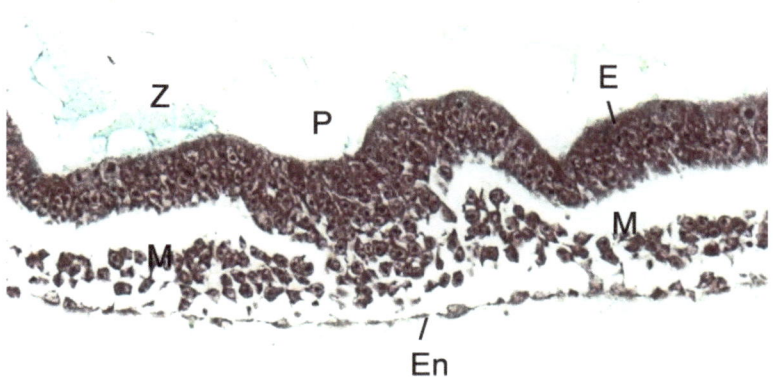

Abb. 22: Gastrula, Katze, 12 Tage, transversal, xx HE: Ectoderm (E), Entoderm (En), Mesoderm (M), Primitivstreifen (P), Embryotrophe (Z).

Neurulation

Die sogenannte Neurulation stellt eine Reihe von Faltungen des frühen Embryos während der 3. Entwicklungswoche dar, um die Primitivorgane zu bilden und die primitive Körperform aus dem flachen Keimschild zu entwickeln. Die **Neuralplatte** wird, induziert von der Chorda dorsalis, zur **Neuralrinne** mit den seitlichen **Neuralwülsten** eingesenkt (Periodus sulci neuralis initialis der Neurula). Auch das Mesoderm proliferiert rasch und läßt sich nun in verschiedene Abschnitte unterteilen (Periodus mesodermalis et mesenchymalis der Coelomatula):

  a) das axiale Mesoderm (Chorda)
  b) das paraxiale Mesoderm (Somite)
  c) das intermediäre Mesoderm (Somitenstiele)
  d) und das Seitenmesoderm (Lateralplatte)

Das paraxiale Mesoderm liegt rechts und links der Chorda und verdichtet sich in kraniokaudaler Abfolge zu den Somitenpaaren, segmental angeordnete Urwirbel (Periodus sulci neuralis maturi et somitorum immaturorum der Metamerula). Diese sind über den Somitenstiel immer noch mit dem Seitenmesoderm verbunden. Die Lateralplatte spaltet sich zur inneren **Splanchno (Viszero) -pleura**, die der endodermalen primitiven Darmrinne und dem Dottersack anliegt, und der äußeren **Somatopleura**, die der ektodermalen Körperwand anliegt. Die Spalthöhle dazwischen ist das **Coelom**, das später die serösen Körperhöhlen bildet. Beide Lamellen und das Coelom haben einen embryonalen und einen extraembryonalen Teil. In der Viszeropleura entwickeln sich rasch die ersten Blutgefäße. Inzwischen heben sich die Neuralwülste, verbinden sich und verschmelzen median zum **Neuralrohr,** das nur durch den vorderen und hinteren **Neuroporus** noch geöffnet. Über der Verschmelzungslinie wird ein Rest des Neurektoderms beiderseits des Neuralrohrs als paarige **Neuralleiste** in die Tiefe verlagert. Das Neuralrohr verlängert sich und formt kranial die Hirnbläschen innerhalb des primitiven Kopfs, der nun die Herzanlage im primitiven Pericard vor der Prächordalplatte überwächst. Am Kopf werden jetzt auch verschiedene **Placoden**, wie die Ohr-, Linsen-, Riech- und Hypophysenplacode sichtbar. Chorda, Neuralrohr, Neuralleisten, Somite und Dottersack sind die sogenannten **Primitivorgane**, transitorische Organe, die später zu verschiedenen, bleibenden Strukturen umgewandelt werden.

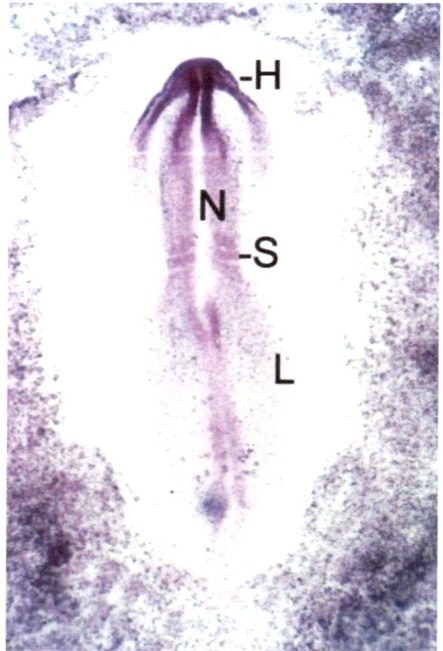

Abb. 23: Hühnchen, total, 20 Stunden, x Carmalaun: Kopffalte (H), Lateralplatte (L), Neuralrinne (N), erste Somite (S).

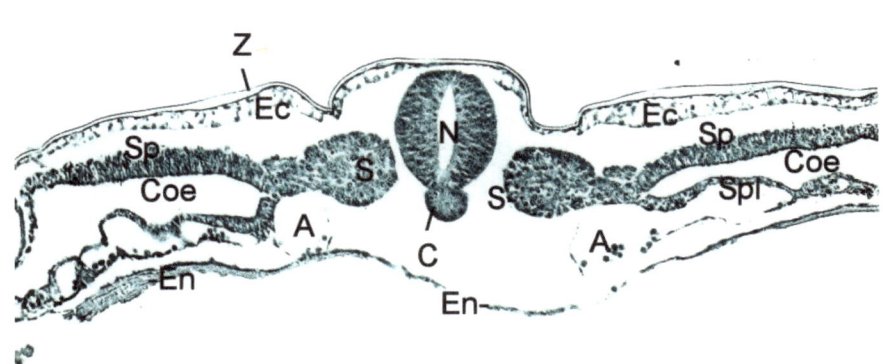

Abb. 24: Hühnchen, transversal, 36 Stunden, xx HE: primitive Aorta (A), Chorda (C), Coelom (Coe), Ectoderm (Ec), Endoderm (En), Neuralrohr (N), Somite (S), Somatopleura (Sp), Viszeropleura (Spl).

Während sich der Kopf abfaltet, kommt es auch lateral zur Abfaltung des Körpers von den extraembryonalen Teilen, die nun über den Nabelstrang mit dem Embryo verbunden sind (siehe Abb. 26). Durch diese Faltungsvorgänge haben sich die Prächordalplatte an den Grund der primitiven Mundbucht als **Membrana buccopharyngica** und das Pericard mit der Herzanlage unter den Kopf zum **Herzwulst** verlagert. Der Herzschlauch wird dadurch S-förmig gekrümmt, der Einströmungsteil liegt nun kaudal und hat eine Mesodermfalte, das **Septum transversum**, mithochgezogen. Der Ausströmungsteil ist mit den primitiven **Aorten** nach vorn gerichtet. Im Embryo hat sich durch diese Vorgänge die primitive Darmrinne zu einem **primitiven Darmrohr** abgefaltet, mit einer **vorderen Darmbucht** von der Membrana buccopharyngica bis zur **vorderen Darmpforte** über dem Septum transversum und einer **hinteren Darmbucht** von der **hinteren Darmpforte** bis zur Kloakenmembran. Der Mitteldarmbereich steht noch über den Dottersackstiel, **Ductus omphaloentericus**, in weiter Verbindung mit dem Dottersack. Mit dem embryonalen Körper wächst auch dieses Darmrohr, später kommt es sogar zum überproportionalen Wachstum. Hinter der Rachenmembran entsteht zwischen den **Pharyngealbogen** (Kiemenbogen) der **primitive Pharynx** (Kiemendarm), es folgen kaudal die **Laryngotrachealrinne** und direkt an der vorderen Darmpforte in das darunterliegende Septum transversum hinein die primitive Leberbucht. Hinter der Darmpforte entsteht die spindelförmige Magenanlage und durch starkes Wachstum die Mitteldarmschleife mit der A. mesenterica cranialis als Achse (von der dorsalen Aorta). Im Bereich der hinteren Darmbucht wächst das **Allantoisdivertikel** in den Nabelstrang ein. Wenn sich in dieser Weise der Embryonalkörper gebildet hat, kann man eine Alterschätzung durch Messung der sogenannten **Scheitel-Steiß-Länge (SSL)** durchführen. Dabei wird die Rückenlänge vom Scheitelwulst bis zur Steißkrümmung gemessen.

Embryonalentwicklung

Während der Embryonalperiode werden die Plazenta gebildet, die Primitivorgane transformiert und alle bleibenden Organe und Gewebe während der beginnenden Organogenese entwickelt. Die Embryonaleriode dauert ungefähr bis zur Hälfte der Gravidität und ist entsprechend der wichigsten Vorgänge in 6 weitere Phasen unterteilt (Periodus tubi neuralis, Periodus pharyngealis initialis, Periodus pharyngealis ultima, Periodus gemmarum membrorum initialis, Periodus gemmarum membrorum sera, Periodus labii fissi) mit den Stadien 9-19 bei der Hauskatze, wobei das Neuralrohr, der primitive Pharynx und die Extremitätenknospen sichtbar werden.

Fruchthüllen und Implantation

Die freie Blastozyste wird **histiotroph**, d.h. von den Uterussekreten ernährt. Mit fortschreitender Entwicklung ist das nicht mehr ausreichend. Deshalb werden parallel zur Morphogenese in der 2.-3. Woche bei allen Landvertebraten die Fruchthüllen (extraembryonalen Membranen) mit der Plazenta gebildet. Über diese nimmt der Embryo mit der Uterusschleimhaut Kontakt auf und ermöglicht die **hämotrophe** Ernährung. Voraussetzung ist ein kompliziertes Wechselspiel embryonaler und maternaler Signale, was Gegenstand besonderer Forschung ist. Die Kontaktaufnahme heißt **Einnistung** (Nidation) beim Menschen, Meerschweinchen und bei Fledermäusen, wo es zur interstitiellen Verbindung kommt. Bei den meisten Haussäugern spricht man besser von Implantation, die bei Pferd, Wiederkäuern, Fleischfressern und Schwein zentral im Uteruslumen erfolgt. Bei Nagern geschieht die Implantation dagegen exzentrisch in einer Uterusbucht. Der **Zeitpunkt** ist tierartlich unterschiedlich:

Schwein 10.-12. Tag (112-115 Tage Graviditätsdauer), kleiner Wiederkäuer 10.-15. Tag (144-152), Katze 13.-14. Tag (63-65), Rind 16.-18. Tag (279-285), Hund 17.-18. Tag (58-65), Pferd 35.-42.Tag (329-345).

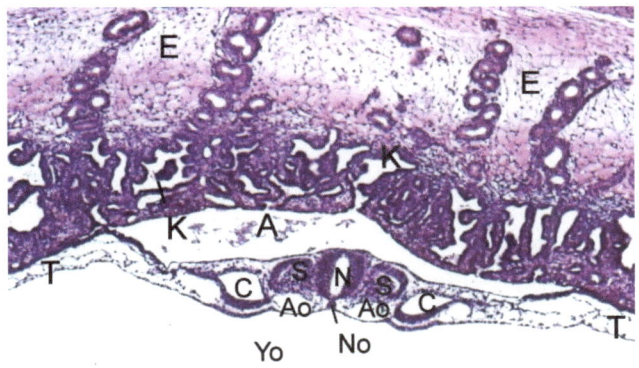

Abb. 25: Embryo, Katze, 14 d, xx HE: Amnionhöhle (A), paarige Aorten (Ao), Coelom (C), Endometrium mit geknäulten Drüsen (E), die Drüsenmündungen bilden Krypten (K), Neuralrohr (N), Chorda (No), Eihäute liegen dem Endometrium (T) an, das Lumen des Dottersacks (Yo).

Das Endometrium bereitet die Implantation durch spezifisches Wachstum des Gewebes, insbesondere der Drüsen vor und bewegt mittels des Myometriums die Blastozysten, verteilt sie entlang der Uterushörner. In seltenen Fällen kann es dadurch auch zur **intra-** oder **transuterinen Migration** der Blastozysten kommen. Selten sind **ektopische Implantationen,** wenn befruchtete Eizellen oder Frühembryonen in die freie Bauchfellhöhle gelangen oder sich im Eileiter anheften (der dann rupturiert). Bei vielen Wildtieren bleibt die Blastozyste durch meist noch unbekannte Faktoren im Wachstum zurück und wird erst Monate später implantiert (Reh 4 Monate, Dachs 5 Monate, Marder 6 Monate). Diese **verzögerte Implantation** soll die Geburt des Jungtieres in, für die Spezies, günstigen Jahreszeiten sichern.

Dottersack

Der Dottersack bildet sich durch die entodermale Umwachsung der Keimblase. Extraembryonal entsteht durch die Delamination des Entoderms die bilaminäre Omphalopleura, die bei den Vögel tatsächlich Dottermaterial umfaßt. Durch das Eindringen des extraembryonalen Seitenmesoderms wird diese zunächst trilaminär und mit der Spaltung des Mesoderms trennt sich nun der innere Dottersack vom äußeren Chorion. Dazwischen liegt das extraembryonale Coelom. Nur der ganz distal gelegene Bezirk bleibt bei Fleischfressern und Pferden einige Zeit ohne Coelom als **Dottersackplazenta** bestehen. Die Blutgefäße in der Wand des Dottersacks werden von den **Aa./Vv. omphalomesentericae (vitellinae)** versorgt. In der Wand sitzen neben den feinen Dottersackgefäßen auch **Blutbildungsinsel (megaloblastische Periode der Blutbildung)**. Bei Nager mit **Keimblattumkehr** bildet der Dottersack auch eine der Fruchthüllen.

Chorion

Das Chorion entwickelt sich als äußere Hülle ebenfalls aus dem Trophoblasten, wenn das extraembryonale Coelom entsteht. Das Chorion wächst
sehr stark in die Länge, besonders beim Schwein und Wiederkäuer und wird
zum äußerlich sichtbaren **Fruchtsack**, der sich über beide Uterushörner
erstrecken kann. Erst wenn sich die **Allantoisblase** von innen bis zum Chorion reicht, wachsen die **allantoiden Gefäße** in diese nun bilaminäre Au-
ßenschicht, das **sekundäre Chorion**. Während das primäre Chorion nur
zarte, nicht vaskularisierte Zotten trägt, besitzt das sekundäre Chorion durch
die allantoiden Gefäße vaskularisierte Zotten.

Amnion

Bei den meisten Haussäugern sinkt der Embryo ein, der Trophoblast überwächst und faltet sich über dem Embryo und verschmilzt schließlich, so daß
um den Embryo eine neue Höhle, das Amnion entsteht (**Faltamnion**). Bei
Nagern und Primaten entsteht das Amnion dagegen durch Cavitation im
Trophoblasten (**Spaltamnion**). Durch Flüssigkeitsabsonderung wächst das
Amnionbläschen um den Embryo und kann schließlich Kontakt zu den anderen Eihäuten erlangen. So entstehen **Allantoamnion und Allantochorion**, beim Wiederkäuer und Schwein im dorsalen Bereich des Fruchtsacks auch das **Amniochorion**.

Allantois

Die Allantois ist ein Auswuchs des Endarms in das extraembryonale
Coelom (Exocoel). Enddarm und Allantoisbläschen (extraembryonaler
Harnsack) stehen über den Allantoisstiel, **Urachus**, in Verbindung. Während sich der Dottersack zunehmend verkleinert, vergrößert sich durch die
Funktion der Nieren die Allantois in das Exocoel hinein, bis sie schließlich
den Embryo mit seinem Amnion vollständig (Pferd, Fleischfresser) oder
zum größten Teil (Wiederkäuer und Schwein) umgibt und so das Allantochorion und Allantoamnion bildet. Die Aa. umbilicalis versorgen das
Allantochorion und damit die Plazenta; die Vv. umbilicalis führen das Blut
zurück zum Embryo. Das Allantochorion schnürt bei Pferd nach innen häufiger Teile ab, die als sogenannte **Fohlenbrote** in der Allantoisflüssigkeit
schwimmen. Sie wurden wegen ihrer Hormonbildung (Choriongonadotropine) früher als Aphrodisiakum verwendet.

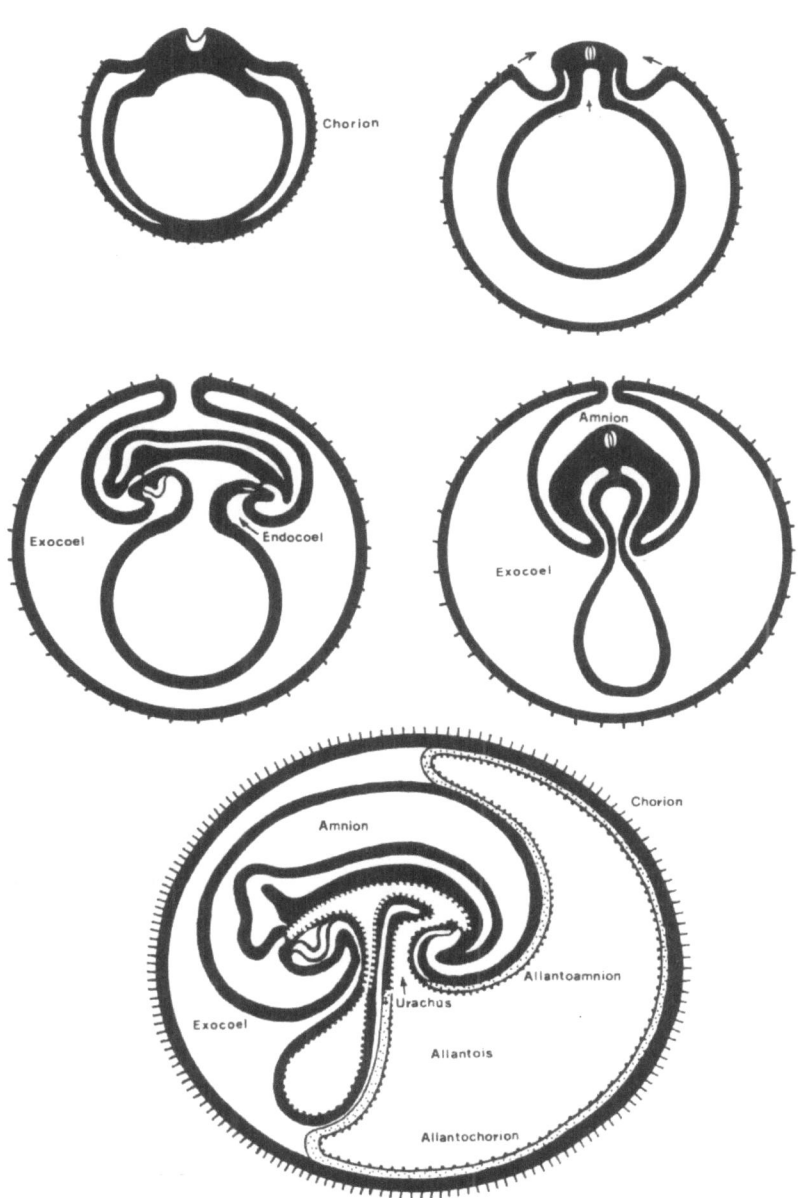

Abb. 26: Schema zur Entwicklung der Fruchthüllen (aus Künzel und Knospe 1987).

Plazentation

Nach der Implantation entwickelt sich zwischen dem embryonalen Chorion mit seinen Zotten und den Krypten (Drüsenmündungen der Uterindrüsen) des Endometriums ein komplexes Organ, die Plazenta, zum Stoffaustausch und zur Ernährung des Embryos. Das mütterliche Blut wird in tierartlich unterschiedlicher Weise am Blut der Chorionzotten vorbeigeführt. Das sauerstoff- und nähstoffreiche, choriale Blut wird durch die **Vv. umbilicales** via Nabelstrang dem Embryo zugeführt. Das sauerstoffarme, schlackenreiche Blut wird durch die Aa. umbilicales der Plazenta via Nabelstrang zugeführt. Der Nabelstrang enthält neben diesen allantoiden Gefäßen bei Tieren mit einer Dottersackplazenta (Pferd, Fleischfresser) außerdem noch Reste der vitellinen Gefäße und den Urachus. Zwischen diesen Strukturen liegt ein glykoproteinreiches, embryonales Bindegewebe (**Whartonsche Sulze**), außen ist der Strang unterschiedlicher Länge körpernah von embryonaler Haut, sonst vom Amnion bedeckt. Beim Pferd gibt es auch einen Allantoisteil. Zwischen **Haut- und Amnionteil** liegt die spätere Sollbruchstelle für die Nabelstrangruptur. Die Nabelvenen können mehr oder weniger dicht vor dem Embryo verschmelzen, so daß tierartlich unterschiedlich viele Gefäße im Nabelstrang enthalten sind; auch die Länge ist tierartlich verschieden: Pferd 60 cm (ca die 1/2 Fetallänge) mit 3 Gefäßen der Mitte des Nabelstrangs; Rind 25 (1/4) 4; Schaf 12 (1/4) 4; Ziege 8 (1/6) 4; Schwein 25 (1) 3; Hund 8 (1/2) 3; Katze 4 (1/3) 3; Mensch 100 (3) 4.

Klassifikation

Artunterschiede der Plazenta werden nach Grosser üblicherweise unter fünf Kriterien beschrieben:
1. Anteil verschiedener Fruchthüllen
Bei Pferden und Fleischfressern entwickelt sich im ersten Quartal zunächst eine choriovitelline (omphaloide) Plazenta.
2. Grobstruktur (Anatomie) der Plazenta
Das sekundäre Chorion hat einen glatten, zottenfreien Anteil (**Chorion leave**) und einen zottentragenden Anteil (**Chorion frondosum**). Sind die Zotten gleichmäßig auf dem Chorion frondosum verteilt, spricht man von einer **Plazenta diffusa**. Beim Schwein sind nur die Enden des Fruchtsacks ohne Zotten (**Plazenta diffusa incompleta**), beim Pferd liegt praktische kein Chorion leave vor (**Plazenta diffusa completa**). Bei der **Plazenta cotyledonaria (multiplex)** der Wiederkäuer liegen Zottelbüschel in Form der **Kotyledonen** vor, die mit den uterinen **Karunkeln** verbunden sind. Zusammen bilden Kotyledonen und Karunkeln (Cotyledo maternae) 60-120 Plazentome, meist in vier Reihen angeordnet. Bei der **Plazenta zonaria** der Karnivoren liegt das Chorion frondosum in einem gürtelförmigen Bereich vor und bei der **Plazenta discoidea** (Primaten, Nager) oder

bidiskoidea (Elefant) liegt das zottentragende Chorion in einem runden oder ovalen Bezirk vor.

3. Feinstruktur (Histologie) der Plazenta

Die dreidimensionale Feinstruktur zwischen materner und fetaler Seite kann unterschiedlich sein. Beim Pferd und Schwein ist das Chorion faltig oder leistenförmig, beim Fleischfresser und Kaninchen liegen Lamellen in einem Labyrinth vor und beim Wiederkäuer Zottenbüschel.

4. Verbindungstyp

Abhängig vom Grad der Auflösung der Schichten zwischen maternem und fetalem Blut unterscheidet man zwischen **nondeciduaten Semiplazenten** (ohne oder geringem Abbau) und **deciduaten Plazenten (Plazenta verae)**. Bei den Nondeciduaten (Pferd, Schwein, Wiederkäuer) gehen bei der Geburt nur die Fruchthüllen als Nachgeburt (**Decidua**) verloren, bei Deciduaten (Fleischfresser, Nager, Primaten) geht sofort auch blutig der funktionelle Teil der Uterusschleimhaut verloren. Allerdings lösen sich auch bei Nondeciduaten sekundär im **Puerperium** (Nachgeburtsphase) die maternal zugebildeten Teile (z.B. Karunkeln) als **Lochialsekret**. Unterbleibt die regelzeitige Ablösung, spricht man von Nachgeburtsverhalten (**Retentio secundinarum**).

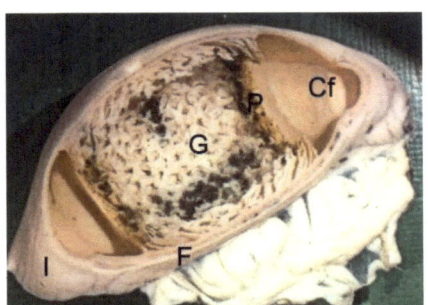

Abb. 27: Uterusfruchtkammer, Katze, geöffnet: Chorion leave (Cf), Uteruswand (F), Plazentalgürtel (G), Internodium (I), paraplazentale Region mit Randhämatom(P).

5. Ultrastruktur der Placenta

Die embryonalen und maternalen Gefäße sind durch mehr oder weniger Schichten getrennt, die die **Plazentarschranke** bilden. Bei den **epitheliochorialen Plazenten** sind das das choriale Endothel, Mesenchym, das choriale Epithel, das materne Epithel, Bindegewebe und das materne Endothel (Schwein, Wiederkäuer, Pferd). Bei **syndesmochorialen Plazenten** fehlt zumindest teilweise das Uterusepithel (Schaf und Ziege). Bei den **endotheliochorialen Plazenten** reicht das Chorionepithel direkt an das materne Endothel (Fleischfresser), und bei den **hämochorialen Plazenten** (Primates, Rodentier) fehlen alle maternen Schichten, so daß das materne

Blut direkt die fetalen Zotten umspült. Bei vielen Arten hat man mehrere Typen in verschiedenen Lokalisationen nebeneinander: die **Areolae** bei Pferd und Schwein, **Junktionszonen** bei Wiederkäuern und die **Paraplazenta** beim Fleischfresser. Diese Zonen sind Gegenstand intensiver Forschung, denn sie haben für die Stoffwechsel (zum Beispiel Eisen) und den Hormonhaushalt (Choriongonadotropine, Gestagene) große Bedeutung.

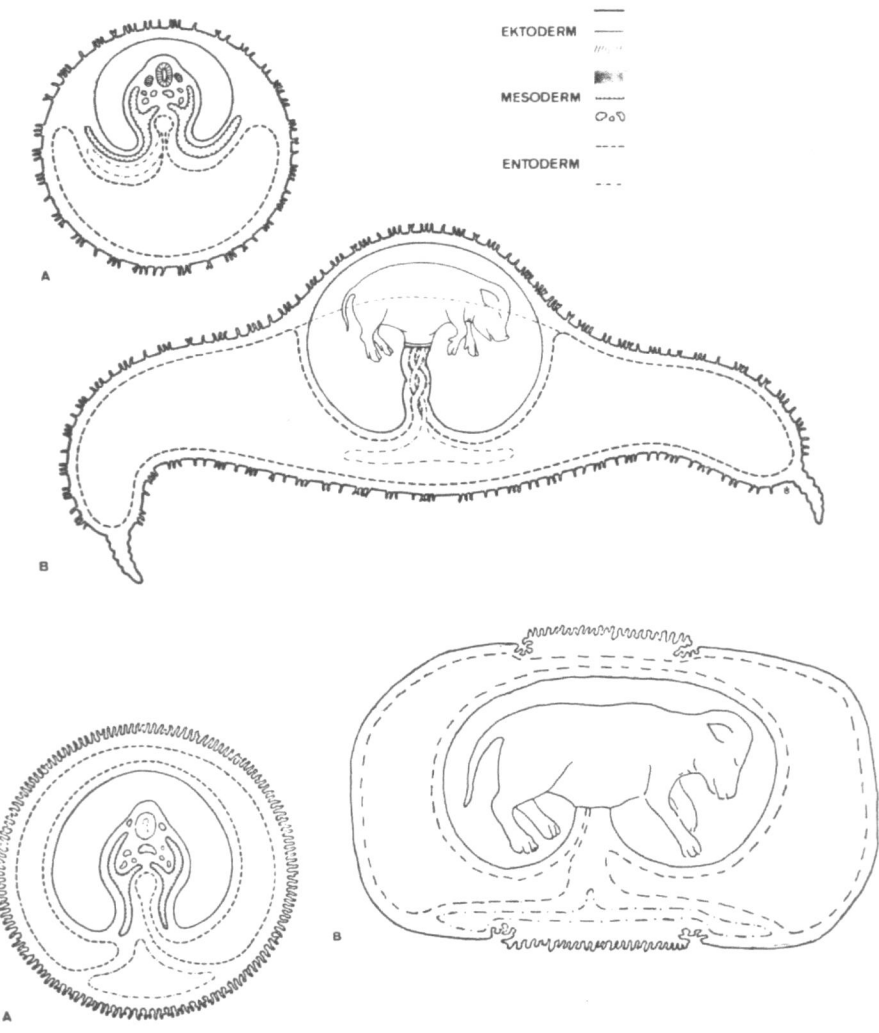

Abb. 28: Fruchthüllen von Schwein und Hund (aus Künzel und Knospe 1987).

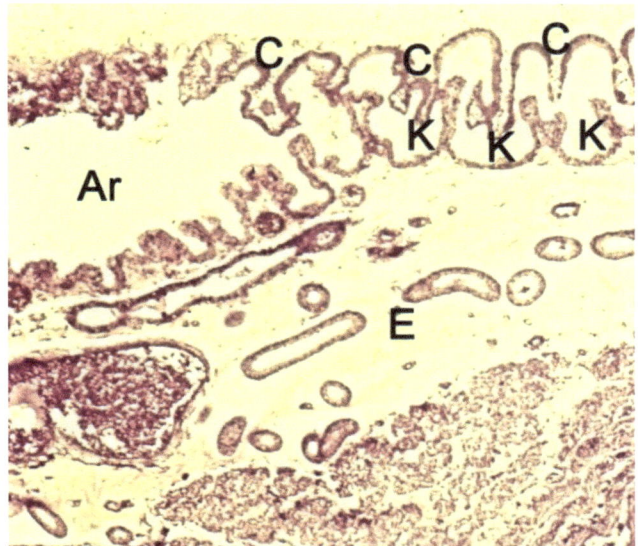

Abb. 29: Plazenta vom Schwein, xx HE: Areolae (Ar), Chorionzotten (C), Endometrium (E) mit erweiterten Krypten (K).

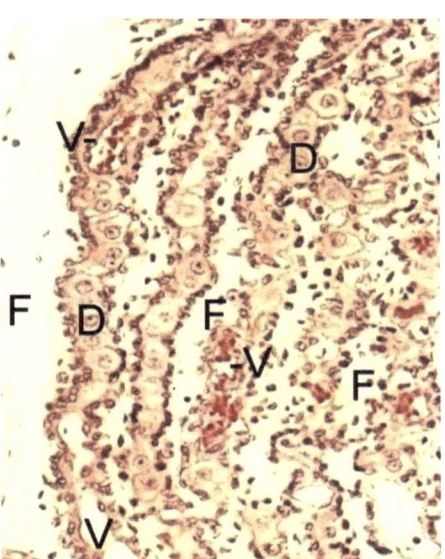

Abb. 30: Plazentarlabyrinth, Katze, xxx HE: Deciduazellen (D) neben mütterlichen Gefäßen (V), Choriongefäße in den fetalen Lamellen (F).

Die Plazenten ändern ihre Form, Göße und Struktur während der Gravidität. Spezialisierte Trophoblastzellen, wie die **Deciduazellen**, sind zur Phagozytose, zum Stoffaustausch und zur Hormonbildung fähig. Bei einigen Spezies werden auch **Choriongonadotropine** gebildet (Stuten), plazentales Laktogen (Wiederkäuer), Östrogene, Progesterone und andere parakrine, metabolische Faktoren. Nach der Geburt bilden die Fruchthüllen und die Plazenta die 'hinfälligen Häute', Decidua. Fehlbildungen kommen ebenfalls vor, wie z.B. die avillöse oder diffuse Plazenta bei Wiederkäuern.

Organogenese

Ab der 3.-4. Graviditätswoche werden bei Säugern alle Körperteile und Organe durch die verschiedenen Keimblätter bzw. die transitorischen Primitivorgane gebildet. Das ist ein sehr komplexer Vorgang kontrolliert durch verschiedene Gene und sekundäre Faktoren wie Hormone und Induktoren, parallel in verschiedenen Organe ablaufend. Aus diesem Grund ist besser nun die verschiedenen Organe in ihrer Entwicklung separat zu beschreiben.

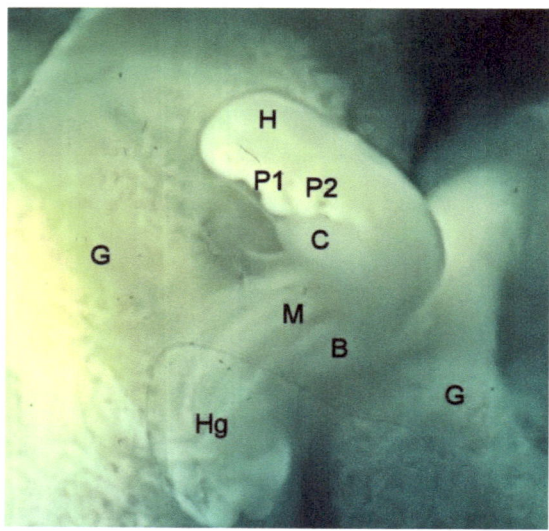

Abb. 31: Tubula der Katze mit 16 Tagen, x ungefärbt: Kopf mit Placoden und Hirnbläschen (H), die beiden ersten Pharyngealbogen (P1, P2), Herz im primitiven Pericard (C), der offene Mitteldarmbereich (M), hintere Darmpforte (Hg), flache Extremitätenknospe (B), Gürtelplazenta (G).

Das Kardiovaskuläre System

Blutgefäße

Herz, Gefäße und Blutzellen haben den gleichen mesodermalen Ursprung in mesenchymalen Zellen, die ein Netzwerk bilden, wobei sich äußere Zellen solcher **Blutinseln** abflachen, verbinden und zu sich zu **Endothelzellen** transformieren und innere Zellen sich abrunden und zu primitiven **Hämozytenblasten** werden. Interzellulärflüssigkeit bildet innerhalb dieser einfachen Gefäße das Plasma. Aus dem primitiven Netzwerk, das embryonal und auch extraembryonal entsteht, sondern sich nach und nach Hauptstrombahnen heraus, die Anschluß zum primitiven Herzen besitzen.

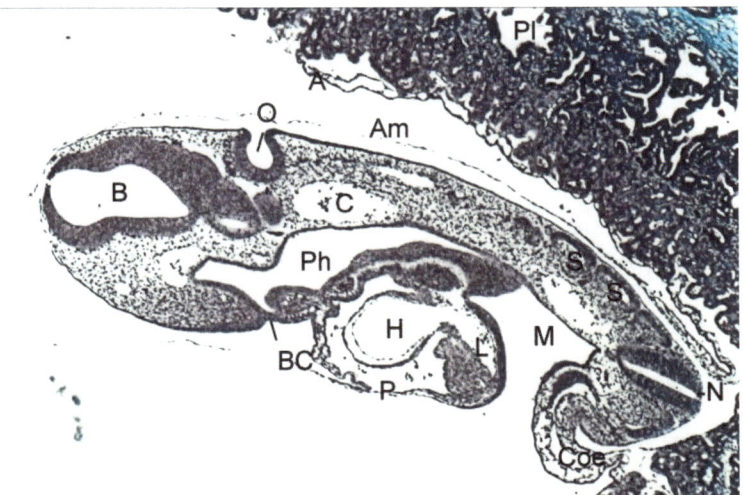

Abb. 32: Katzenembryo, 17 Tage, Längsschnitt, xx Trichromfärbung: Allantochorion (A), Amniochorion (Am), Hirnbläschen (B), Kardinalvene (C), Herz (H), Pericard (P), Ohrgrube (O), primitive Pharynx (Ph), Kiemenfurche (BC), Mitteldarm (M), Neuralrohr (N), Somite in Transformation (S), Somato- und Viszeropleura mit dem Endocoel (Coe), Plazenta (Pl).

Herz

Bereits in der zweiten Woche differenzieren sich mesodermale Zellen vor der Prächordalplatte und bilden dort die **kardiogene Zone**. Während der dritten Woche bildet sich daraus das primitive Herz in Form zweier **Endothelrohre**, die median verschmelzen. Sie werden vom vordersten Teil des Coeloms, der primitiven **Pericardhöhle**, umgeben. Von vorn gelangen die Vv. omphalomesentericae aus dem Dottersackgebiet in den vereinten

Herzschlauch, nach hinten gehen die beiden primitive Aorten in den Embryo und Dottersack zurück. Während der Neurulation wird die Herzanlage durch den Embryo überwachsen und dadurch gedreht, so daß der Einstrom nun kaudal, der Ausstrom kranial gerichtet ist.

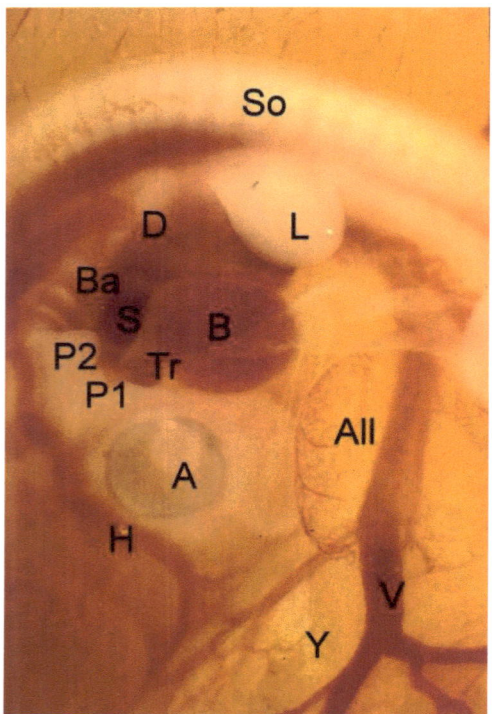

Abb. 33: Hühnerembryo, 5 Tage, xx frisch: Kopf mit kranialer Kardinalvene (H), Augenbecher (A), Bulbus cordis (B), Truncus (Tr), Sinus venosus (S), Ductus Cuvieri (D), Kiemenbogenarterien (BA), 1. und 2. Kiemenbogen (P1, P2), Extremitätenknospe (L), Allantoisbläschen (All), Dottersackvene (V), Dottersack (Y), Somite (So).

Dieser Vorgang wird der Herzabstieg, **Descensus cordis**, genannt. Durch die Drehung wird auch das Pericard nach ventral gedreht und damit die Verbindung zum hinteren Teil des Endocoels, dem **Cavum pericardioperitonealis** zum **Canalis pericardioperitonealis** eingeengt. Außerdem wird durch die Drehung der Einströmungsteil mit einer Mesodermfalte hochgezogen. So entsteht das Septum transversum und die Gliederung der Darmrinne (siehe Verdauungsapparat). Das Endothel des Herzschlauches wird das Endocard, umgeben vom halbflüssigen 'Herzgelee', aus dem später das Myocard wird. Der nun vordere Teil ist der **Truncus arteriosus**, der aus dem **Bulbus** abgeht und die **ventralen Aorten** abgibt. Diese entwickeln mehrere **Kiemenbogenarterien**, die in die beiden **dorsalen Aorten** übergehen. Mit der Allantoisbildung gehen aus den dorsalen Aorten kaudal die **Umbilicalarterien** zur Plazenta ab, und aus der Plazenta gehen über den Nabelstrang die **Umbilicalvenen** zum Einströmungsteil, dem **Sinus cordis**, zu, dann zum **Atrium** und dem folgenden **Ventrikel** führen. Durch starkes Wachstum wird der Herzschlauch erst zur Herzschleife, die sich dann mit ventrokaudal gerichtetem Apex auf die rechte Seite legt. Das Atrium vergrößert sich dadurch als Querschenkel mit den Einströmungsteilen zu den Seiten. Die Einströmungsteile sind nun beiderseits der **Ductus Cuveri** , welche von den **Kardinalvenen**, den Umbilicalvenen und den Dottersackvenen Blutzufluß erhalten. Zwischen Atrium und Ventrikel wird eine Einschnürung von außen, der **Sulcus atrioventricularis**, und eine weitere zwischen dem Ventrikel und dem Bulbus, der **Sulcus ventriculobulbaris**, deutlich. Der linke Sinus reduziert sich zum **Sinus coronarius** nachdem sich die linke Umbilicalvene zurückgebildet hat und der Rechte bildet dann allein den **Sinus venarum**.

Im Inneren beginnt eine Septierung zunächst im Atrium durch Bildung einer Endothelleiste, dem **Septum primum**, die ins Lumen vorstößt und so ein **Ostium primum** zwischen dem nun rechten und linken Atrium bildet. Gleichzeitig erweitert sich der Vorhofsbereich, indem die **Herzohren** rechts und links um den Bulbus und Truncus herum auswachsen. Die definitive Trennung der Atrien wird das **Septum secundum** von der anderen Seite aus erreicht. Rechts und links sind nun nur noch durch eine ovale Öffnung im Überlappungsbereich der jeweiligen Enden der Septen, dem **Foramen ovale**, verbunden. Der untere Teil des Septum primum bildet eine Klappe, die nach der Geburt durch die Druckänderung in den Atrien geschlossen wird. Zwischen Vorhöfen und Ventrikel wachsen Verdickungen des Endocards, die **Endokardkissen**, und teilen später den atrioventrikulären Kanal in ein rechtes und linkes Ostium atrioventriculare, wegen der Form **Ohrkanal** genannt.

Die Septierung des Ventrikels, des Bulbus und Trunkus wird durch das Wachstum zweier längs, spiralig angeordneter **Endokardleisten** eingeleitet. Wenn sie verwachsen sind rechte und linke Kammer und der Trunkus in Aorta und Truncus pulmonalis geteilt. Dorsal sind beide Kammern noch über den freien Rand des Septums interventriculare verbunden. Die Ohrkanäle bilden später die Klappen als Endokardduplikaturen aus. In gleicher Weise bilden sich die Aorten und Pulmonalisklappe.

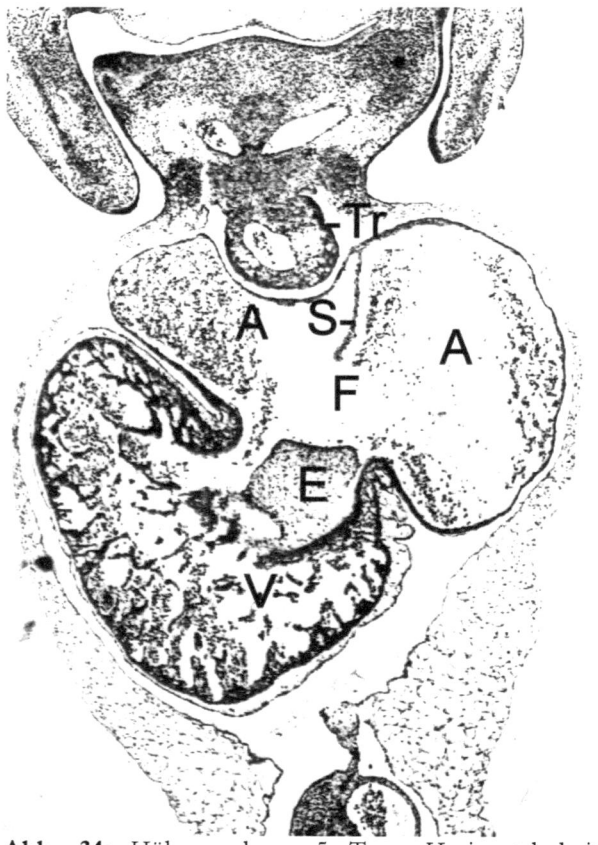

Abb. 34: Hühnerembryo, 5 Tage, Horizontalschnitt, xx HE: Atrien (A), Endokardkissen (E), Ostium primum (F), Septum primum(S), Truncus (Tr), Ventrikel (V).

Während der weiteren Entwicklung wird der Sinus venosus ins rechte Atrium miteinbezogen. Dadurch münden später die kraniale und kaudale Vena cava separat ins rechte Atrium. Ein Teil der späteren Pulmonalvene wird in ähnlicher Weise ins linke Atrium miteinbezogen. Während der fetalen Histogenese werden die Klappen, die Koronargefäße, das Erregungsleitungssystem und das Myokard weiterentwickelt. Das Herz beginnt schon nach der Bildung der ersten Myokardzellen, vor der Entwicklung des Erregungsleitungssystems, mit ersten **spontanen Kontraktionen**.

Es ist nicht überraschend, daß diese komplizierten Vorgänge leicht Störungen unterliegen können. So kommen zahlreiche Missbildungen vor wie **Acardie, Situs inversus, Ectopia cordis, oder Septumdefekte und Transposition großer Gefäße, Pulmonalstenose, Aortenstenose oder**

Kombinationen wie die Tetralogie von Fallot oder das Eisenmenger-Syndrom.

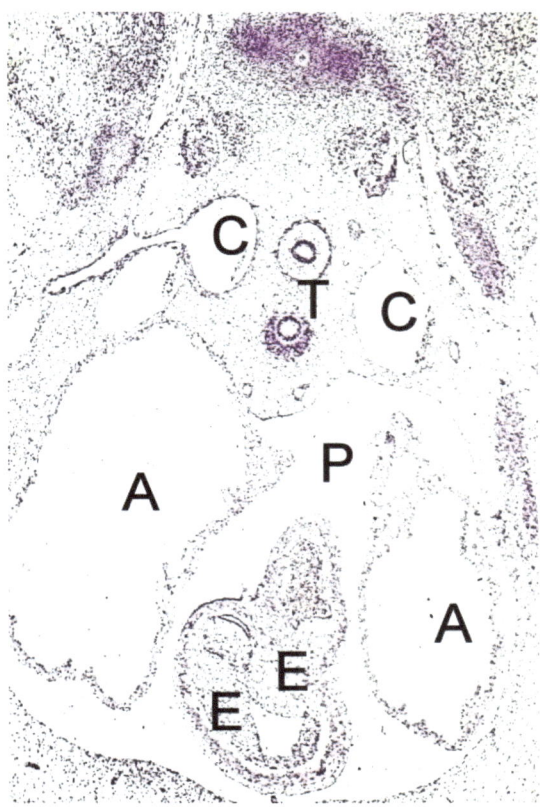

Abb. 35: Katzenembryo, 22 Tage, quer, xx HE: Atrien (A), Aorten (C), Endokardleisten im Truncus (E), Trachea und Oesophagus (T), primitive Pericardhöhle (P).

Arterien

Vom Truncus arteriosus entwickeln sich zeitlich und räumlich nacheinander 6 Paare von Kiemenbogenarterien (**Pharyngealarterien**), die von den ventralen Aorten durch die Kiemenbogen zu den dorsalen Aorten laufen. Diese liegen zunächst paarig vor, später wird die rechte Aorta (bei Vögel die Linke) zurückgebildet. Von der Aorta gehen dorsale, laterale und ventrale Segmentalarterien ab. Die ventralen Aa. omphalomesentericae entwickeln sich mit dem Darm. Paarige Lateralarterien sind z.B. auch die Aa. umbilicales, die mit der Allantois auswachsen und zur Plazenta ziehen.

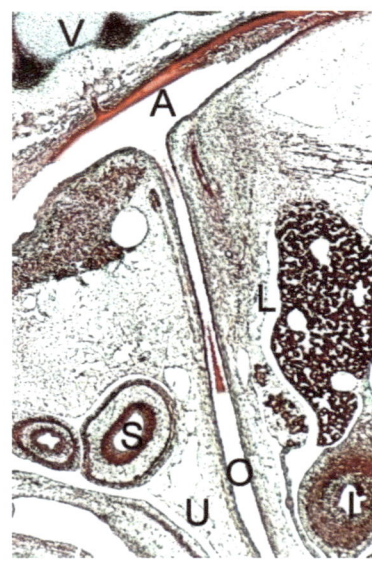

Abb. 36: Katzenembryo, 26 Tage, xx Trichrome: Aorta (A), Darm (I), Leber (L), A. omphalomesenterica (O), Sinus urogenitalis mit Urachus (S), Nabelstrang (U).

Die ersten beiden (jeder Seite natürlich!) Kiemenbogenarterien werden bei den Haussäugetieren rasch wieder zurückgebildet, die 3. wird zum **Carotisbogen**, die 4. bildet rechts den Ursprung der **A. subclavia** und links den bleibenden **Aortenbogen**. Die 5. wird ebenfalls zurückgebildet und die 6. bildet **rechts die A. pulmonalis, links den Ductus arteriosus (Botalli)**, der erst nach der Geburt zum Lig. arteriosum verödet. In seltenen Fällen persistiert der Ductus arteriosus. Bei Hunden kann häufiger ein persistierender, rechter Aortenbogen als Ring um Trachea und Oesophagus zu einer Dysphagie führen.

Venen

Mit dem Sinus ist jederseits der Ductus Cuveri verbunden. Von ihm laufen jederseits die kraniale und kaudale Kardinalvene, die Umbilicalvenen und die Vv. omphalomesentericae. Die Kardinalvenen entlassen im Kopfbereich die **Suprakardinalvenen** und im Rumpfbereich die **Subkardinalvenen**. Durch die Leberentwicklung werden im Gebiet der Vv. omphalomesentericae ein Netzwerk von **Vv. hepaticae advehentes** zur Leber und - **revehentes** zum Sinus gebildet. Ein Kurzschluß beider ist der **Ductus venosus (Arantii)**.

Die weitere Venenentwicklung ist durch Bildung von Hauptstrombahnen und dem Verlust einiger Nebenstrecken gekennzeichnet. Die linke kraniale Kardinalvene bildet einer Anastomose zur rechten Kardinalvene die **V. jugularis interna**. Die rechte kraniale Kardinalvene bildet den Endabschnitt der **V. cava cranialis**. Die Suprakardinalvene bildet die **Vena**

azygos. Die **V. cava caudalis** hat eine sehr komplexe Entstehungsge-
schichte. Ihr Endabschnitt kommt von der linken Omphalomesenterica,
andere Teile von Subkardinal- und Lebervenen (advehentes). Der Endabschnitt der **V. portae** stammt von der rechten Omphalomesenterica. Die
Umbilicalvenen vereinigen sich mehr oder weniger weit von der Leber, ge-
ben aber nur wenig Blut in das Kapillarnetz der sich entwickelnden Leber.
Das meisten Blut läuft über den Ductus venosus direkt in die Hohlvene.
Verschiedene Subkardinalvenen bilden Organvenen mit Abfluß zur V.
portae, oder die Endaufteilung der Venen im kaudalen Körperabschnitt.

Kreislaufänderungen bei der Geburt

Bis zur Geburt geht sauerstoffreiches Blut von der Plazenta via Umbilicalvenen, Ductus venosus, Vena cava zum Sinus, mischt sich mit dem Blut des
kaudalen Körperabschnitts und im rechten Vorhof mit dem Blut aus dem
Kopfbereich. Ein kleiner Teil geht über den rechten Ventrikel zur Lunge,
der größere Teil über den Ductus arteriosus zur Aorta oder über das
Foramen ovale zum linken Atrium, linken Ventrikel zur Aorta und in den
Körperkreislauf. Das Mischblut der Aorta erreicht Körper und auch die
Umbilicalarterien und damit die Plazenta. Mit der Geburt und der Unter-
brechung der Nabelstranggefäße, sinkt der Sauerstoffgehalt des Blutes und
löst so reflektorisch eine tiefe Inspiration aus. Blut fließt nun in die sich
entfaltende Lunge und senkt damit den Druck im rechten Atrium. Dadurch
schließt sich die Klappe vor dem Foramen ovale. Der Ductus arteriosus
und venosus reduzieren sich innerhalb weniger Tage.

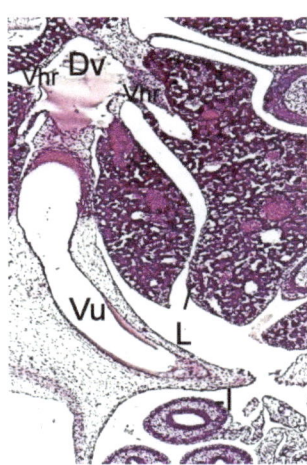

Abb. 37: Katzenembryo, 28 Tage, längs, xx HE: Ductus venous (Dv), Leber (L),
Darm (I), V. hepatica revehens (Vhr), V. umbilicalis (Vu).

Blutbildung

Die embryonale Hämatopoese beginnt in der Dottersackwand. Das nennt man die **megaloblastische Phase der Blutbildung**, wobei primitive Hämozytoblasten in kleinen Zellnestern, Blutinseln, aus Mesenchymzellen gebildet werden. Später, in der **hepatolienalen Phase**, findet man solche hämopoetischen Kluster in verschiedenen Organanlagen, besonders der Leber und Milz. Im letzten Drittel der Gravidität und danach findet die Blutbildung im Knochenmark statt - die **medulläre Phase** der Blutbildung.

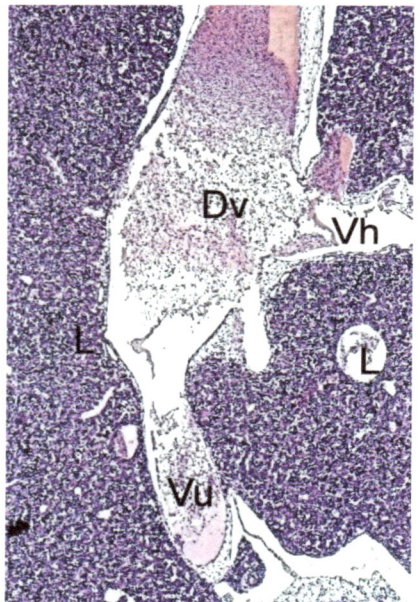

Abb. 38: Katzenembryo, 34 Tage, xx HE: Ductus venosus (Dv), Leber mit zahlreichen Blutinseln (L), Lebervenen (Vh), V. umbilicalis (Vu).

Das lymphatische System

Zusammen mit den Blutgefäßen entwickeln sich auch die **Lymphgefäße** aus Bindegewebsspalten. Größere Spalten bilden dabei **lymphatische Säkke** aus. An den Kreuzpunkten vieler Gefäße entstehen die **Lymphknoten** als Ansammlungen von mesenchymalen Zellen. Im primitiven Knochenmark und Thymus entwickeln sich Lymphozyten aus Stammzellen. Diese proliferieren intensiv und besiedel während der fetalen Histogenese die verschiedenen lymphatischen Organe.

Die Milz

Die Milz entsteht im dorsalen Mesogastrium und macht zusammen mit dem Magen eine Rotation durch (siehe Verdauungsapparat). Das retikuläre Grundgerüst stammt aus dem Coelomepithel, daß in das darunterliegende Mesenchym proliferiert. Diese Anlage wird sehr früh vaskularisiert und mit Hämozytenblasten besiedelt. In der hepatolienalen Phase der Blutbildung sind zahlreiche Blutbildungsinseln im primitiven Retikulum zu finden. Die weiße Pulpa entwickelt sich erst im letzten Trimester während der fetalen Histogenese.

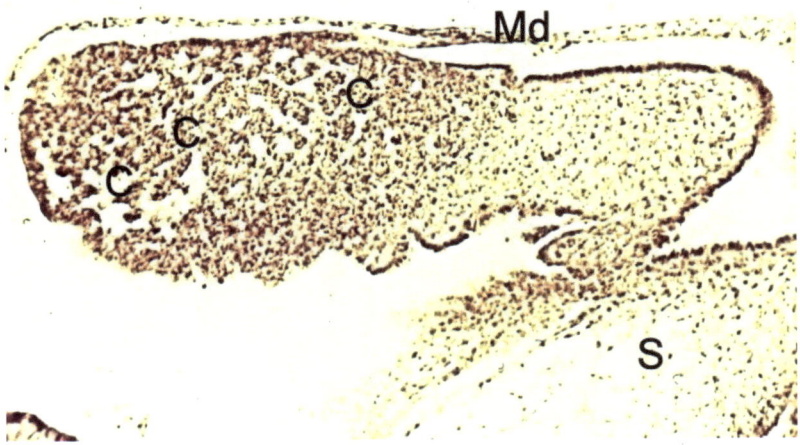

Abb. 39: Hühnerembryo 6 Tage, xxx HE: Coelomzellkluster in der Milzanlage (C), das dorsale Mesogastrium (Md), die Magenwand (S).

Der Verdauungsapparat

Der Verdauungsapparat entstammt zwei Anlagen: der ektodermalen **primitiven Mundbucht** und dem entodermalen primitiven Darm. Beide werden bei der Neurulation gebildet und haben beide eine mesodermale Unterlage. Wenn die Darmrinne sich vom Dottersack abfaltet, entstehen drei Abschnitte: die vordere und die hintere Darmbucht und der noch offene Mitteldarmbereich mit dem Dottersackstiel. Die vordere Darmbucht reicht von der Buccopharyngealmembran bis zur vorderen Darmpforte und bildet den primitiven Pharynx, Kehlkopf, Trachea, Magen, Leber und Pankreas. Der Mitteldarmbereich verbindet Darmpforten und Dottersack und bildet im wesentlichen den Dünndarm. Die hintere Darmbucht reicht von der hinteren Darmpforte bis zur Kloakenmembran und bildet Dickdarm und Teile der Harn- und Geschlechtsorgane. Die primitive Mundbucht bildet die Mundhöhle.

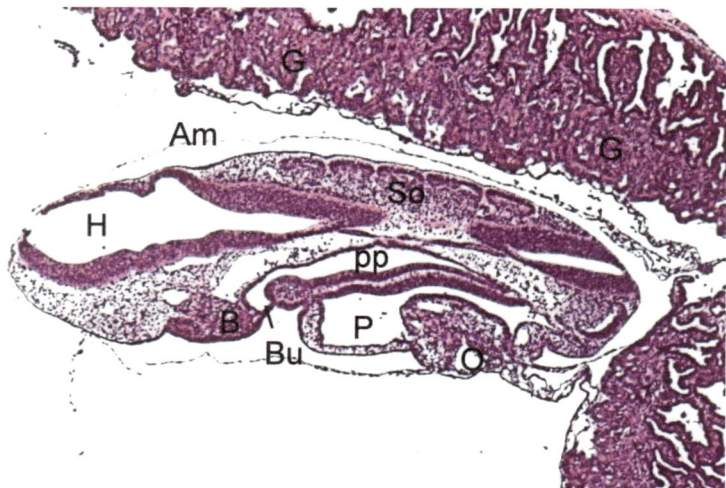

Abb. 40: Katzenembryo, 17 Tage, längs, xx HE: Amnion (Am), Oberkieferfortsatz des ersten Kiemenbogens (B), Membrana buccopharyngea (Bu), Plazentalgürtel (G), Hirnbläschen (H), Leber mit V. ompholomesenterica (O), Pericard (P), primitiver Pharynx (pp), Somiten (So).

Primitiver Pharynx

Die Entwicklung des oberen Verdauungsapparats sowie die Entwicklung von Kopf, Hals, Gesicht und oberen Atmungsapparats ist eng an die Bildung des primitiven Pharynx und seine Transformation gebunden. Deshalb sollen diese hier zusammen besprochen werden. Mit 14-18 Tagen werden bei der Katze die Pharyngealbogen (Kiemenbogen) durch die **pseudosegmentale** Verteilung von **mesektodermalem Mesenchym** aus der Neuralleiste um den Anfangsabschnitt des Verdauungsapparats gebildet. Mit 18 Tagen degeneriert die Membrana buccopharyngea und der primitive Pharynx öffnet sich dann in die primitive Mundbucht, die vom ersten Kiemenbogen umgeben wird. Dieser erste Kiemenbogen (Mandibularbogen) teilt sich bald in einen **Ober- und Unterkieferfortsatz(-wulst)**. Dahinter wächst der zweite Kiemenbogen (**Hyoidbogen**) rasch nach kaudal und deckt mit dem so entstehenden **Operculum** den kleineren 3. und 4. Kiemenbogen ab. Später, mit der Halsbildung, verwächst das Operculum mit der Unterlage und formt so den **Sinus cervicalis**. Einen 5. und 6. Kiemenbogen kann man bei Säugern nicht als Oberflächenbildungen ausmachen, doch im Inneren sind wie bei den anderen Kiemenbogen jeweils eine **Kiemenbogenarterie**, ein **Kiemenbogenskelett**, ein **Kiemenbogenmuskelblastem** und ein **Kiemenbogennerv** zu finden. Zwischen den Bogen liegen innen 5 entodermale **Kiementaschen** und außen 4 ektodermalen **Kiemenfurchen**. Taschen und Furchen, soweit vorhanden, sind ohne dazwischenliegendes Mesenchym zu bilaminären Verschlußmembranen (**Membrana obturatoria**) verbunden. Hat sich der Sinus cervicalis geschlossen, kann man von außen aber nur die erste Kiemenfurche erkennen.

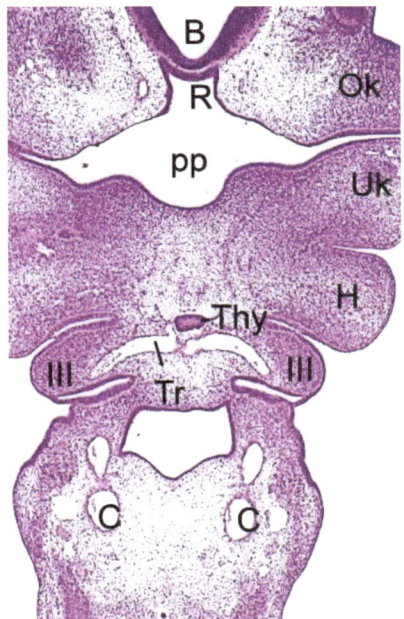

Abb. 41: Schafembryo, 15 mm, horizontal, xx HE: Diencephalon (B), Rathkesche Tasche (R), Oberkieferfortsatz (Ok), Unterkieferfortsatz (Uk), Hyoidbogen (H), 3. Kiemenbogen (III), Schilddrüsenanlage (Thy), Truncus arteriosus mit 3. Kiemenbogenarterie (Tr), Kardinalvenen (C).

Der Boden des primitiven Pharynx ist die sogenannte **Hypobranchial-platte**. Dort entstehen die Zunge, Teile des Kehlkopfs und die Schilddrüse. Rostral liegt das **Tuberculum impar**, daß zusammen den beiden **lateralen Zungenwülsten** des ersten Kiemenbogens, der **Copula** (Eminentia hypobranchialis) und Material der folgenden Bogen die Zunge bildet, was sich in der späteren komplexen Innervation der Zunge spiegelt. Zwischen Tuberculum impar und der Copula senkt sich die **Schilddrüsenplacode** zur Schilddrüsenanlage ein, die zunächst noch wie eine exokrine Drüse über den **Ductus thyreoglossus** mit dem Kiemendarm verbunden ist. Wenn später diese Verbindung verlorengeht, ist eventuell noch das **Foramen caecum** als Ursprungsort sichtbar. Der hintere Hypobranchialbereich trägt mit den **Epiglottis- und Arytenoidschwellungen** zur Kehlkopfbildung bei (siehe Atmungsapparat).

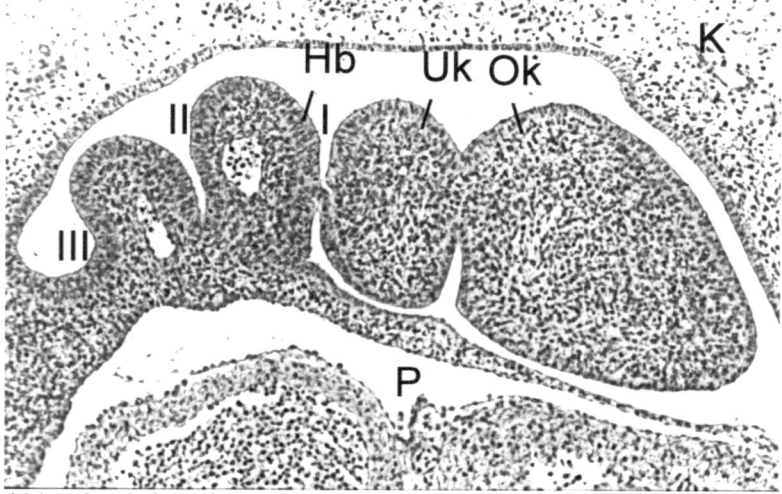

Abb. 42: Rinderembryo, 1,5 cm, längs, xx HE: Kopfmesenchym (K), Oberkieferfortsatz (Ok), Unterkieferfortsatz (Uk), Hyoidbogen (Hb), 1-3. Schlundtasche (I-III), Pericard (P).

Kiemenbogenderivate

Die Kiemenbogenarterien verbinden dorsale und ventrale Aorten, wobei die 1., 2. und 5. rasch wieder reduziert werden, während die 3. zum Carotisbogen, die vierte links zur Aorta, rechts zum Stamm der A. subclavia und die 6. zu den Pulmonalisarterien werden. Der N. trigeminus gehört zum ersten Bogen, der N. facialis zum 2. Bogen, der N. glossopharyngeus zum 3. Bogen, der N. vagus zum 4. Bogen. Weitere Bogen fehlen beim Säuger, ihr postbranchiales Material ist dem N. accessorius zugeordnet.

Dem Muskelblastem des ersten Bogens entstammt die Kaumuskulatur, dem 2. Bogen die Facialismuskulatur und den folgenden die Pharyngeal- und Laryngealmuskulatur. Der **Meckelsche Knorpel** stellt das Skelett des ersten Bogens dar. Er wird später in den Unterkiefer eingebaut und trägt zur Bildung von Hammer und Amboß bei. Der **Reichertsche Knorpel** gehört zum 2. Bogen und bildet später den Steigbügel, das Keratohyoid und das Stylohyoid. Das Material der folgenden Bogen trägt zur Bildung von Zungenbein und Kehlkopfknorpeln bei. Die erste Kiemenfurche formt den äußeren Gehörgang und mit seinen **Aurikularhöckern** die Ohrmuschel. Die erste Membrana obturatoria wird zum Trommelfell. Folgende Furchen werden in den Sinus cervicalis miteinbezogen.

Schlundtaschenderivate

Die erste Schlundtasche bildet Ohrtrompete und Paukenhöhle, die Zweite bildet den Sinus tonsillaris, die Dritte und Vierte haben je eine dorsale Bucht für die Entwicklung der Epithelkörperchen und je eine ventrale Bucht für die Thymusbildung. Die Fünfte ist zu einer kleinen Bucht hinter der 4. Schlundtasche reduziert. Sie bildet das ultimobranchialen Körperchen, das bei Säugern der Schilddrüse ihre C-Zellen liefert (bleibt bei Vögeln isoliert). Bei Schweinen soll auch ektodermales Epithel des Sinus cervicalis zur Thymusbildung beitragen. Durch differenzielles Wachstum des Halses ist die spätere Topographie dieser Organe tierartlich unterschiedlich.

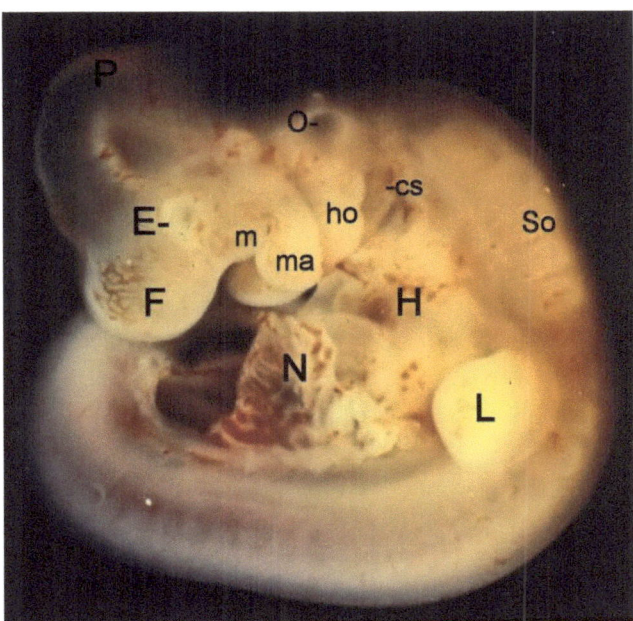

Abb. 43: Katzenembryo, 19 Tage, x: Stirnwulst (F), Scheitelwulst (P), Linsenplacode (E), Ohrbläschen (O), Extremitätenknospe (L), Somite (So), Oberkieferfortsatz (m), Kiemenfurche zwischen Unterkieferfortsatz (ma) und zweiten Kiemenbogen (ho), Sinus cervicalis (cs).

Kopf- , Hals- und Gesichtsentwicklung

Die Bildung von Kopf, Hals und Gesicht wird durch die Entwicklung der Hirnbläschen und Kopfplacoden einerseits und die Transformation der Kiemenbogen andererseits verursacht. **Ohr- und Linsen- und Riechplacoden** sind bereits sehr früh eingesenkt. Die Riechplacoden sind durch die medialen und lateralen Nasenwülste zur paarigen Riechgrube geworden und der Kopf wegen der Hirnbläschenentwicklung durch **Stirnwulst, Scheitelwulst und Nackenkrümmung** deutlich modelliert. Zwischen den Gesichtswülsten befinden sich zunächst die Gesichtsfurchen, die später ektodermal überwachsen und mesenchymal aufgefüllt werden. Das ist ein art- und individualspezifischer Vorgang, der durch Störung zu verschiedenen Spaltbildungen, den **Lippen- und Gesichtsspalten**, wie der **Ceilognathopalatochisis**, führen kann.

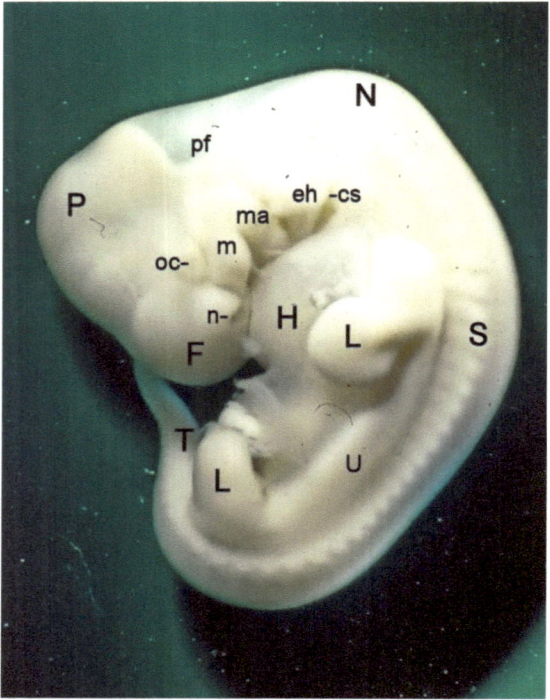

Abb. 44: Katzenembryo, 20 Tage, x: Stirnwulst (F), Scheitelwulst (P), Nackenkrümmung (N), Brückenbeuge (pf), Extremitätenknospen (L), Schwanz (T), Herzwulst (H), Somite (S), Urnierenwulst (U), Riechgrube(n) mit lateralem und medialem Nasenwulst und der Tränennasenfurche zwischen Lin-senplacode (oc), lateralem Nasenwulst und Oberkieferwulst (m), Kiemenfurche zwischen Unterkieferwulst (ma) und Ohrhöckerchen (eh), Sinus cervicalis (cs).

Zwischen dem Oberkieferwulst, der Linsenplacode und dem lateralen Nasenwulst liegt jederseits die **Nasentränenfurche**, die durch Überwachsung später zum Nasentränengang wird. Der mediale Nasenwulst und der Oberkieferwulst verwachsen beiderseits zu Oberkiefer und Oberlippe, die Unterkieferfortsätze verwachsen zum Unterkiefer und zur Unterlippe. Der Kaudalrand des zweiten Kiemenbogens wächst als Operculum über die folgenden Kiemenbogen, deckt sie zunächst ab und bildet so den Sinus cervicalis. Der Vorderrand des zweiten Kiemenbogens bildet an der ersten Kiemenfurche die **Ohrhöckerchen** für die Bildung des äußeren Ohres aus.

Das Mesenchym der Kiemenbogen proliferiert sehr stark und bildet zusammen mit dem Mesenchym der Hypobranchialplatte den Hals. Dabei gibt es deutliche Artunterschiede, insbesondere zwischen Säugern und Vögel. Während bei Vögeln hauptsächlich der zweite Kiemenbogen zum **Halswachstum** beiträgt, ist es bei Säugern der 3. Kiemenbogen. Das bedingt die bekannten Unterschiede in der topographischen Anatomie der Halsorgane und läßt nun auch äußerlich am Embryo die Artdiagnose leicht zu.

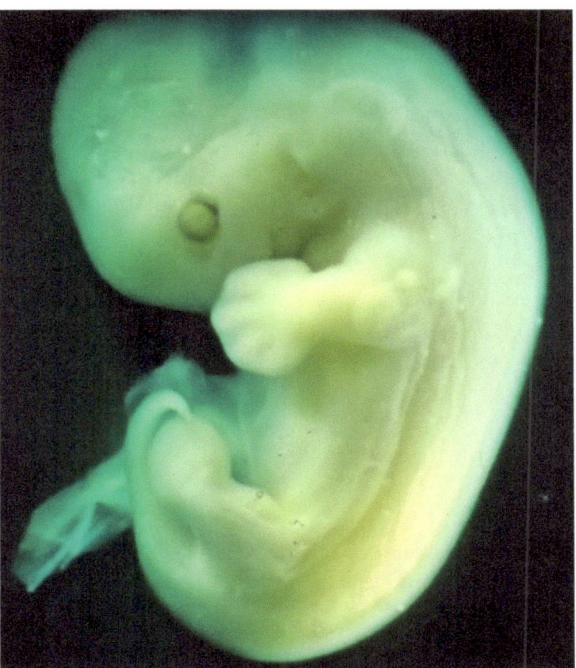

Abb. 45: Katzenembryo, 22 Tage, x: Der Embryo mit Kopf, Hals, Extremitäten und Schwanz ist nun deutlich tierartspezifisch.

Mundhöhle und Zähne

Durch die Transformation der Kiemenbogen ist aus der primitiven Mundbucht die Mundhöhle geworden, in der sich Zunge, Gaumen (siehe Atmungsapparat), Speicheldrüsen und Zähne entwickeln. Zwischen Lippen- und Kieferwülsten (aus dem ersten Kiemenbogen) entstehen oben und unten die **Vorhofsleisten** (Buccolabiallamellen), die durch Epithelreduzierung den **Sulcus alveololabialis** und damit das Vestibulum entstehen lassen, und dahinter die **Dentallamellen** (Zahnleiste) mit der Anlage der Zähne. Aus den Zahnleisten sondern sich nach Art und Zahl der Zähne die **Schmelzorgane** der Milchzähne und dahinter versetzt die der Dauerzähne. Zunächst liegt jeweils ein epithelialer Schmelzkolben vor, der zur **Schmelzglocke** wird, die ein epitheliales Retikulum und eine mesenchymale Zahnpapille umschließt. Das innere Schmelzepithel zur Papille hin differenziert sich zu den **Adamantoblasten**, die Schmelz bilden. Aus dem benachbarten Mesenchym der Papille entstehen die **Odontoblasten**, die das Dentin bilden. Umliegendes Mesenchym bildet schließlich Zahnfach, Zement und Zahnhalteapparat mit großen tierartlichen Unterschieden.

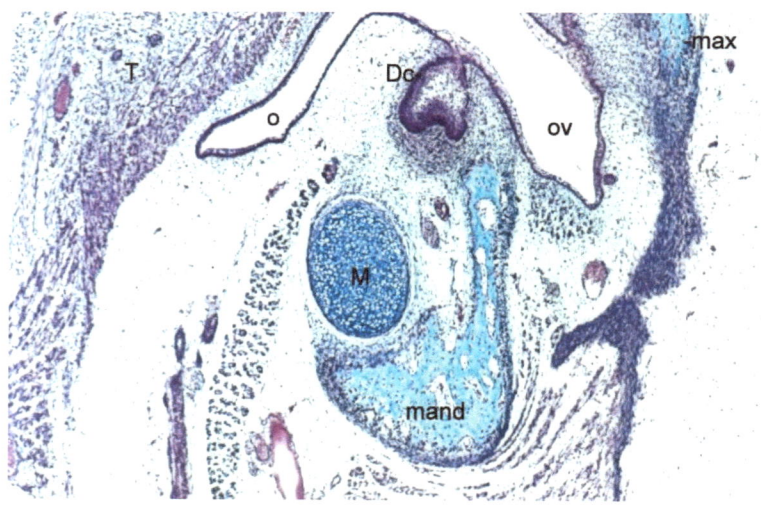

Abb. 46: Katzenembryo, 36 Tage, Kopf, quer, xx Trichrome: Mundhöhle (o), Vestibulum (ov), Oberkiefer (max), Unterkiefer (mand), Meckelscher Knorpel (M), Zahnglocke (Dc), Zunge (T).

Speicheldrüsen

Neben den kleineren Wanddrüsen werden die großen Speicheldrüsen wie Parotis, Mandibularis und Sublingualis durch Epithelsprossen der Mundhöhle gebildet. Bei den großen **Anhangsdrüsen** dringen die Sprosse tiefer ein und verzweigen sich sehr stark. Die primären Sprossen werden zum Ausführungsgangsystem. Das **dichotom** entstandenen Endgeflecht wird zum Drüsengewebe, wobei die **Sprossungsphase** bei der Katze bis zum 36.Tag läuft. In der folgenden **Separierungsphase** werden dann kleinere Gänge und in den primitiven Läppchen gebildet. Während der fetalen Histogenese entstehen Schalt- und Streifenstücke, seröse und muköse Endstücke, in denen bereits komplexe Kohlenhydrate gebildet werden.

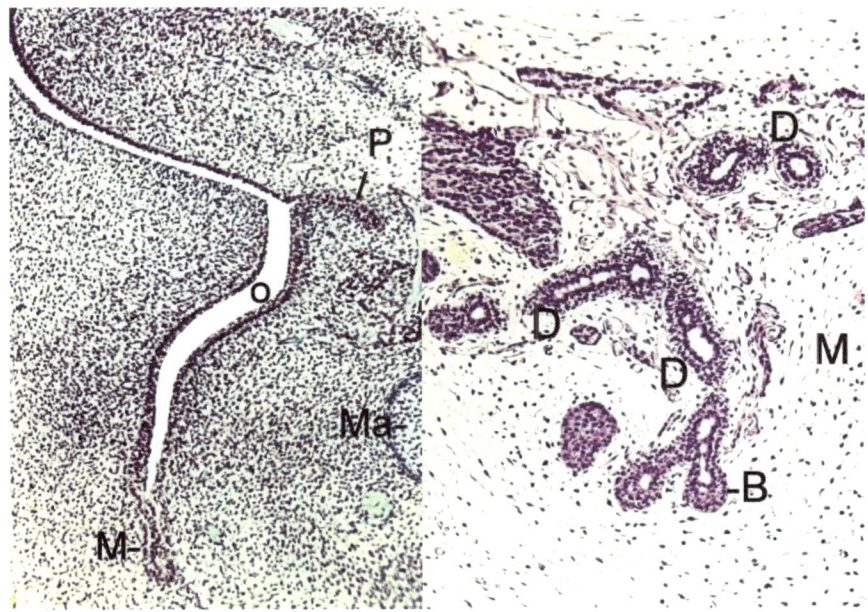

Abb. 47a: Katzenembryo, 24 Tage, xx Trichrome: Mundhöhle (O), Ductus parotideus (P), Ductus mandibularis (M), Meckelscher Knorpel (Ma);
47b: Mandibularis, Katzenembryo, Sprossungsphase, 34 Tage, xx HE: Drüsengänge (D), Acini (B), Mesenchym (M).

Oesophagus und Magen

Mit dem Wachstum des Halses verlängert sich der Vorderdarm zwischen dem primitivem Pharynx und der Magenanlage sehr stark. Das Entoderm wird zum Epithel dieser Oesophagusanlage und aus dem umliegenden Mesenchym entstehen die übrigen Wandschichten. Die Magenanlage ist spindelförmig mit einer dorsalen, großen Kurvatur und einer ventralen, kleinen Kurvatur, befestigt durch das dorsalen und ventrale Gekröse. Durch artspezifisches, differentielles Wachstum der Leber wird das Magenende mit dem

Lebersproß nach rechts, ventral gedreht (**Magendrehung**). Dadurch kommt die kleine Kurvatur nach kranial, die große Kurvatur nach kaudal und der Magenausgang nach rechts zu liegen. Das Mesogastrium dorsale, in dem auch die Milzanlage entsteht, verlängert sich stark und bildet das große Netz mit der Netzbeutelhöhle. Das kleine Netz bildet sich aus dem ventralen Magengekröse. Die verschiedenen Wandschichten entwickeln sich um den 19-24. Tag bei der Katze. Erste Magengrübchen und -drüsen entstehen ab dem 24. Tag. Die Belegzellen und Halszellen entstehen schon in der Mitte der Gravidität, die übrigen Zellen differenzieren erst in der fetalen Histogenese.

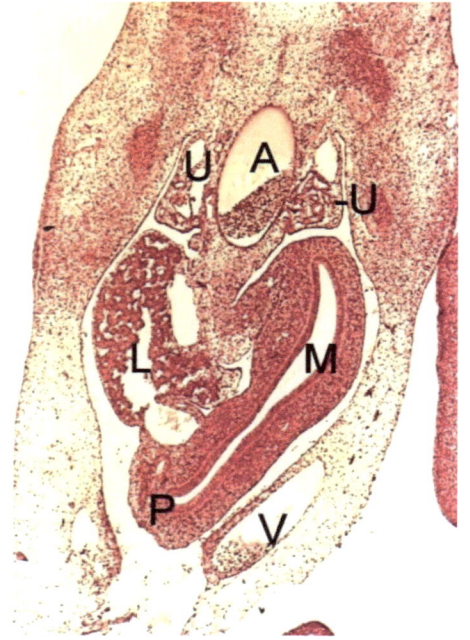

Abb. 48: Katzenembryo, 22 Tage, horizontal, xx HE: Aorta (A), Urniere (U), Leber (L), Magenkörper (M), Pylorus und Ductus choledochus (P), Vena umbilicalis (V).

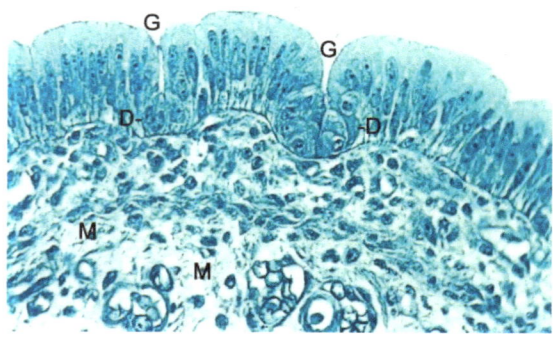

Abb. 49: Katzenembryo, 24 Tage, xxx Richardson: Magenoberflächenepithel mit Magengrübchen (G), Drüsenanlage (D), Mesenchyme (M).

Bei Wiederkäuern wird das große Netz durch das Pansenwachstum modifziert. Dort entsteht der Pansen als paariges Bläschen an der großen Kurvatur und hat damit Netzbeziehung, der Blättermagen an der kleinen Kurvatur und der Netzmagen dazwischen. Zunächst sind diese Vormagen-abteilungen dorsoventral orientiert. Durch eine **Pansendrehung und -knickung** wird der Pansen nach links geknickt und gedreht, so daß das große Netz mit seinen Blättern an den Längsfurchen des Pansens ansetzt. Sekundäre Veränderungen, wie die Wand- und Milzverklebung des Pansens und die Verlagerung der linken Niere, ergeben sich durch die nachgeburt-liche **Pansenvergrößerung**. Die Histogenese der Wandschichten geschieht in der fetalen Periode.

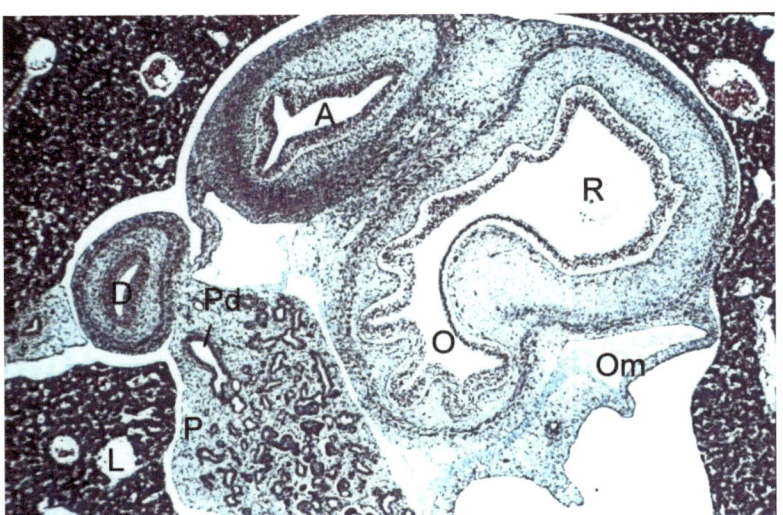

Abb. 50: Schafembryo, 3 cm SSL, xx Trichrome: Abomasum (A), Rumen (R), Omasum (O), Omentum (Om), Duodenum (D), Leber (L), Pankreas (P), Ductus pancreaticus (Pd).

Darm

Durch die rasche Verlängerung der Mitteldarmschleife kommt es zum **physiologischen Nabelbruch** des Darm in den Nabel hinein. Die Verlän-gerung zusammen mit der Magendrehung bewirkt eine schrittweise Rotati-on der Nabelschleife um 280-360° um die A. mesenterica cranialis herum, wodurch das Duodenum eine kranial offenen Haken und das Colon einen kaudal offenen Haken bilden (**Darmdrehung**).

Beim Schwein, Wiederkäuer und Pferd kommt es außerdem zur einer starken Verlängerung und Differenzierung des Colon ascendens. Die Histogenese der Schichten findet in der fetalen Periode statt.

Beim Situs inversus kommt es zur Gegendrehung und bei den verschiedenen Formen der gestörten Nabelrückbildung können Anhänge wie das **Meckelsche Divertikel** oder Fisteln auftreten.

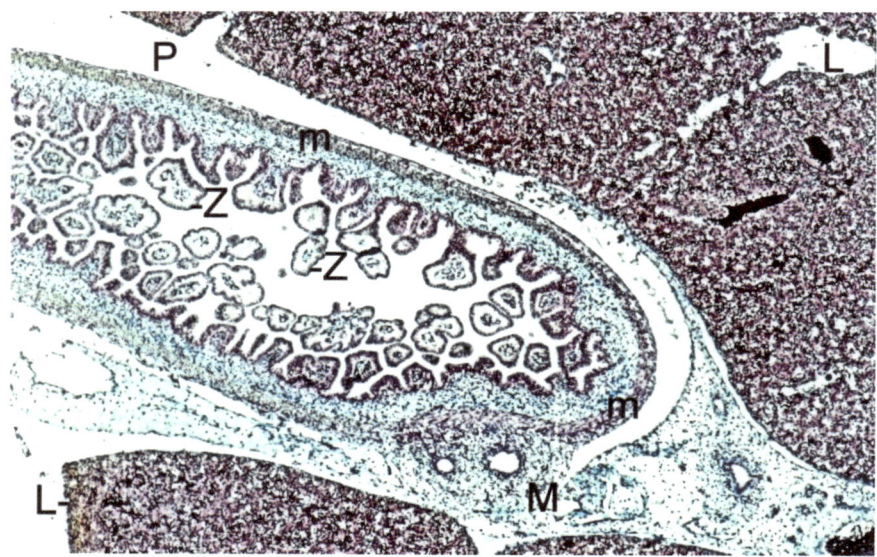

Abb. 51: Katzenembryo, 34 Tage, xx Trichrome: Peritonealhöhle (P), Leber mit Blutbildungsinseln (L), Darmzotten (Z), Muskelschicht (m), Mesenterium mit Gefäßen (M).

Durch Wachstum des **Septum urorectale** wird die anfängliche Kloake mit der Kloakenmembran in einen dorsalen **Anorektalkanal**, durch die **Analmembran** verschlossen, und den ventralen **Sinus urogenitalis**, durch die **Urogenitalmembran** verschlossen, gegliedert. Dazwischen liegt das **Perineum**. Der Sinus urogenitalis ist über den Urachus mit der Allantois verbunden. Er wird später in einen **Vesikal-, Becken- und Phallusteil** untergliedert (siehe Urogenitalapparat). Auch hier ergeben sich weitere Differenzierung erst fetal.

Leber und Pankreas

Hinter dem Magen wächst das entodermale Epithel in das **Septum transversum (auch als ventrales Mesogastrium beschrieben)** und formt eine flache Grube als Anlage von Leber und Gallenblase. Von dieser Leberplatte wachsen zahlreiche Epithelsprosse in das Mesenchym um die Vena omphalomesenterica, die sich nun stark verzweigt und zwischen die Leberzellbalken in zu- und abführende Lebergefäße gliedert (Vv.hepaticae advehentes/revehentes).

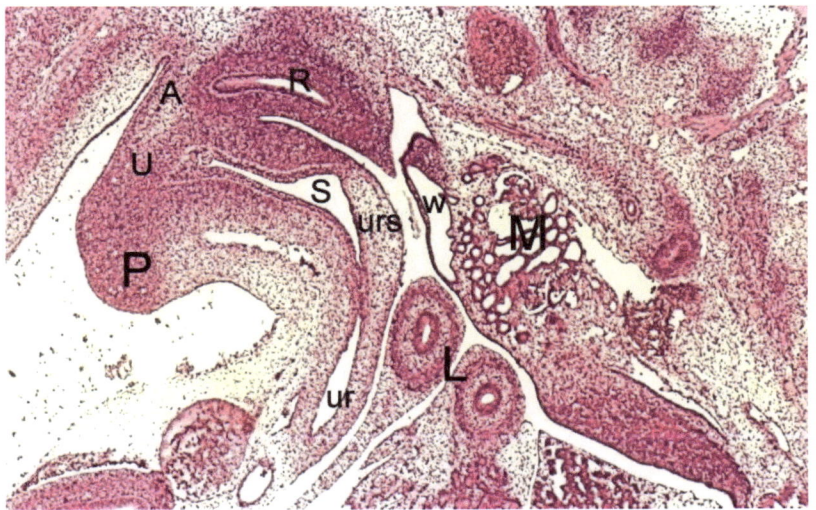

Abb. 52: Katzenembryo, 24 Tage, längs, xx HE: Analmembran (A), Rectum (R), Sinus urogenitalis (S), Septum urogenitale (U), Phallus (P), Septum urorectale (urs), Urachus (ur), Mesonephros (M), Wolffscher Gang (W), Mitteldarmschleife (L).

Während der fetalen Histogense entstehen die Leberläppchen und Sinusoide aus dieser Anlage und die rechte Umblicalvene und die linke V. omphalomesenterica werden reduziert. Mit der frühen Leberanlage entstehen ebenfalls knapp hinter dem Magen **dorsale und ventrale Pankreasanlagen** als Epithelsprosse aus dem Mitteldarmepithel. Durch starke Teilung entstehen Pankreasgänge und Endstücke. Am den Enden der Epithelsprosse sitzen die Stammzellen für die **Inselbildung**. Mit der Darmdrehung werden dorsale und ventrale Anlagen vereinigt.

Der Atmungsapparat

Nasenhöhle und Nasennebenhöhlen

Der obere Atmungsapparat entwickelt sich zusammen mit dem Kopf und dem primitive Pharynx. Die Riechplacoden senken sich zunächst in das Kopfmesenchym als **Riechgruben** ein. Sie sind durch den **primären Gaumen, die Membrana bucconasalis**, von der primitiven Mundhöhle getrennt. Mit etwa 19 Tagen bricht bei der Katze durch Perforation des primären Gaumens (primären Choanen) die primitive Nasenhöhle zur Mundhöhle durch. Der **sekundäre Gaumen** entwickelt sich aus den **lateralen Gaumenleisten** (Gaumenfortsätze) der Oberkieferwülste. Sie wachsen von der Seite abwärtsgeneigt zur Mitte und werden dann durch die Zungenentwicklung gehoben.

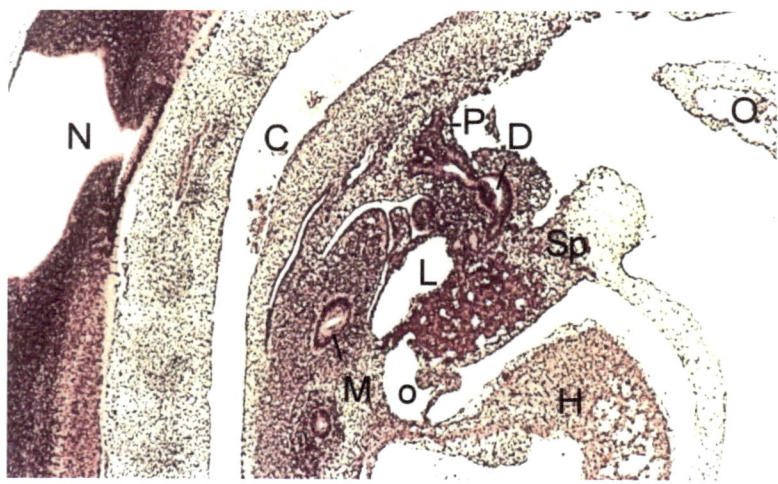

Abb. 53: Katzenembryo, 19 Tage, längs, xx HE: Neuralrohr (N), Kardinalvene (C), Herz (H), Magen (M), Leber (L), Lebervene (o), dorsale Pankreasanlage (P), Vena omphalomesenterica (O), Septum transversum (Sp), Duodenum (D).

Sie vereinigen sich von rostral nach kaudal. Mit dem Rest des primären Gaumens und bilden sie den bleibenden Gaumen. Zwischen primären und sekundären Gaumen liegen die Foramina incisiva, am Kaudalrand die sekundären Choanen und dorsal das Nasenseptum.

Während der fetalen Histogenese entstehen harter und weicher Gaumen mit allen Oberflächenbildungen, Knorpel, Knochen und Drüsen. Bei Gesichtsspalten kann das Verwachsen der Gaumenleisten unterblieben sein. Die Gliederung der Nasenhöhle erfolgt durch Nischen- und Höhlenbildungen vom Siebbein und Oberkieferbein (**Nasendivertikel**) aus. Die Nasennebenhöhlen entstehen erst prä- und postnatal als Schleimhauteinsenkungen der lateralen Nasenwand.

Pharynx und Larynx

Der Pharynx entsteht aus dem primitiven Pharynx an dessen Ende sich ventromedian, um den 15. Tag bei der Katze, die **Laryngotrachealrinne** einsenkt. Sie wächst rasch in die Tiefe und läßt zwischen sich und dem sich entwickelnden Oesophagus das **Septum oesophagotracheale** entstehen. Der verdickte Ursprung bildet zusammen mit weiterem branchialem Material den Kehlkopf, dabei wird die hypobranchiale Eminenz zur Epiglottis und die lateralen Arytenoidfortsätze zu den Aryfalten. Den distalen Abschnitt bilden Trachea und Lunge.

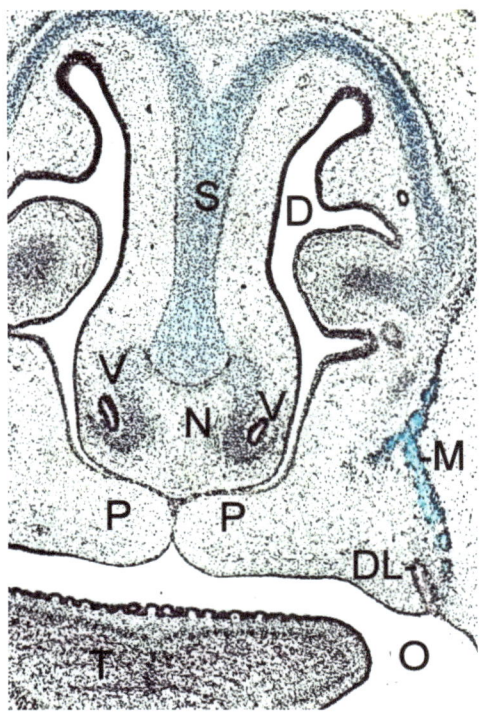

Abb. 54: Katzenembryo, 29 Tage, quer, xx Trichrome: Gaumenfortsätze (P), Nasenseptum (N), Septumknorpel (S), Dentallamelle (Dl), Nasendivertikel (D), Mundhöhle (O), Zunge (T), Oberkieferknochen (M), Organum vomeronasale (V).

Trachea und Lunge

Die rasch wachsende Spitze teilt sich bereits mit 18 Tagen bei der Katze zu den beiden primären Lungenbläschen (besser **Lungenknospen**), die aber später die Bifurcatio tracheae und die primären Bronchen bilden. Auch der Mittelabschnitt verlängert sich stark und wird zur Trachea, deren Wandbildung in der fetalen Histogenese läuft. Im sogenannten **pseudoglandulären Stadium** (21-22. Tag) teilen sich die Lungenknospen **dichotom** (wie eine Drüse) in den Bronchialbaum, umgeben von viszeralen Mesoderm, das auch artspezifisch die Lungenoberfläche bildet. Die Anlage wächst in das **Cavum pericardoperitoneale** hinein (Coelom).

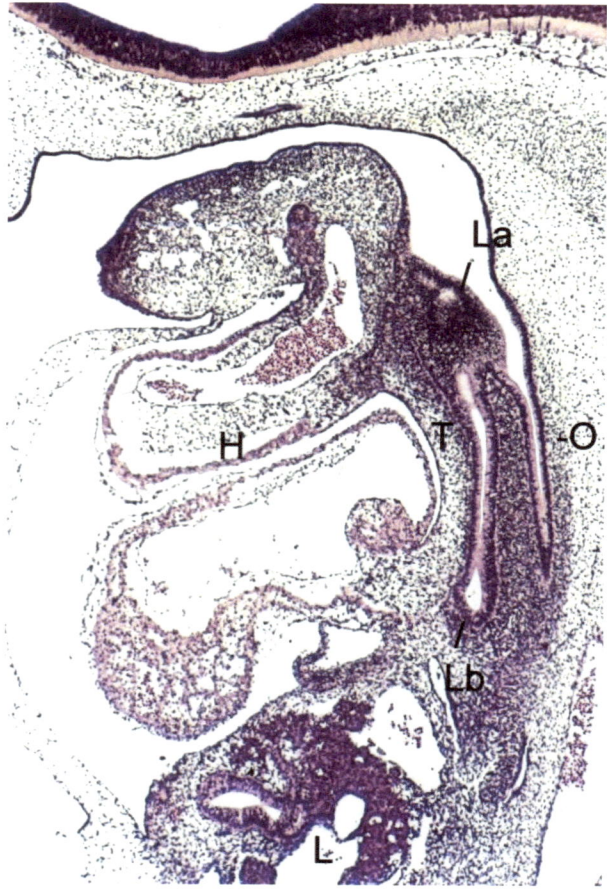

Abb. 55: Katzenembryo, 19 Tage, längs, xx HE: Herz (H), Leber (L), Larynx (LA), Lungenknospe (Lb), Oesophagus (O), Trachea (T).

Dabei wird vom ventralen Gekröse des Oesophagus wegen der Kardinal-venenfalten das **Septum pleuropericardiale** gebildet, das die entstehenden **Pleuralhöhlen** von der primären Pericardialhöhle trennt. Durch das weite-re Wachstum dieser Beutel entsteht median das Mediastinum als Verbin-dung beider Pleuralsäcke um das Oesophagusgekröse. Die vordringenden Pleuralsäcke umwachsen das Herz und bilden so das **sekundäre Pericard** und seine Höhle. Nur median bleibt tierartlich unterschiedlich die Plica sternopericardiaca stehen.

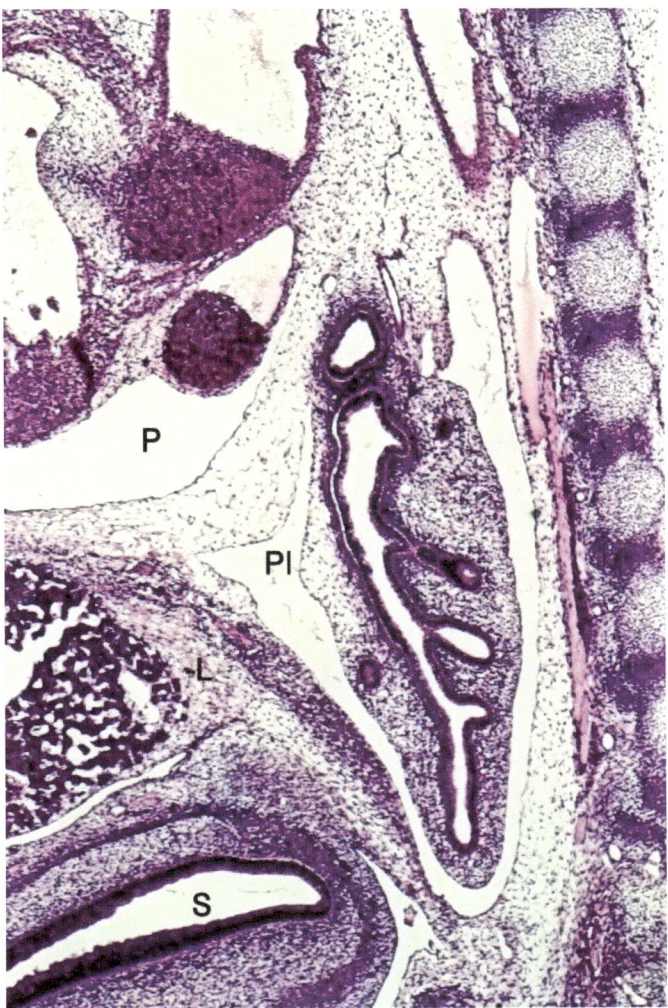

Abb. 56: Katzenembryo, 25 Tage, längs, xx HE: pseudoglanduläres Stadium der Lunge in der entstehenden Pleuralhöhle (Pl), Pericardhöhle (P), Magen (S).

Der **Canalis pleuroperitonealis** schließt sich durch die fetale Zwerchfellsentwicklung, wobei durch die Magendrehung rechts der peritoneale
Spalt (Recessus pneumatoentericus) als Sussdorfscher Raum erhalten bleibt.
Während der fetalen Histogenese durchschreitet die Lungenentwicklung
weitere Stadien.

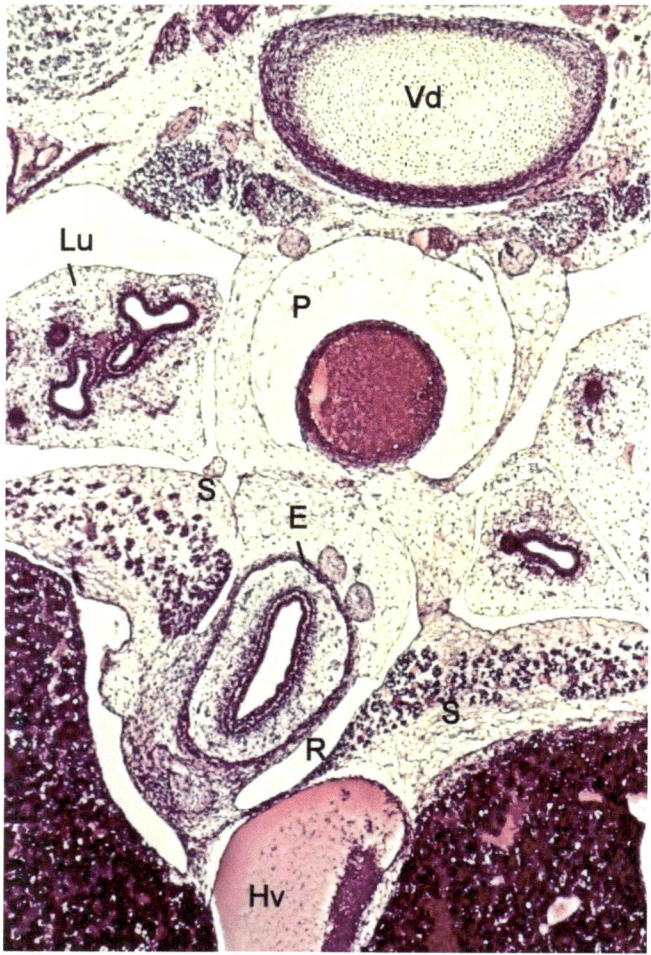

Abb. 57: Katzenembryo, 31 Tage, quer, xx Trichrome: Oesophagus (E) mit den
Nervi vagi und einem kleinen linken Recessus zur linken Lunge (Lu), der Sinus
venosus im Verbindungskanal zur Peritonealhöhle (P), Septum transversum (S) mit
Muskelanlagen, Lebervene (Hv), rechter Recessus pneumatoentericus (R), Wirbelanlage (Vd).

Der Harn- und Geschlechtsapparat

Harn- und Geschlechtsapparat entstehen eng miteinander verbunden aus dem intermediärem Mesoderm, das durch die Abfaltung des frühen Embryos nach ventral verlagert wird und die unsegmentierte **Urogenitalplatte** mit einem lateralen **nephrogenen Strang** und einer medialen **Keimleiste** bildet. Beide werden von einem verdicktem Coelomepithel bedeckt. Der frühere Somitenstiel bleibt segmentiert und bildet **Nephrotome**. Der unsegmentierte Strang bildet den Vornierengang. Strang und Nephrotome differenzieren sich zu einem Nierensystem, **Holonephros**, in drei räumlich und zeitlich folgenden Generationen.

Die Vorniere

Die erste Generation ist bei Säugern ein rudimentäres Organ, das nur in frühen Somitenstadien ganz kranial, etwa vom 5.-11. Segment, mit einem **Nephrostom** und einem einfachen Kanälchen pro Segment auftritt. Diese Vorniere (**Pronephros**) hat je Segment ein **äußeres Glomerulum** versorgt von den dorsalen Aorten. Der Vornierengang endet im Enddarm und macht ihn damit zur Kloake. Nur bei einfachen Vertebraten, wie Cyclostomata, ist die Vorniere ein funktionierendes Organ, bei Säugern ist sie nur transitorisch.

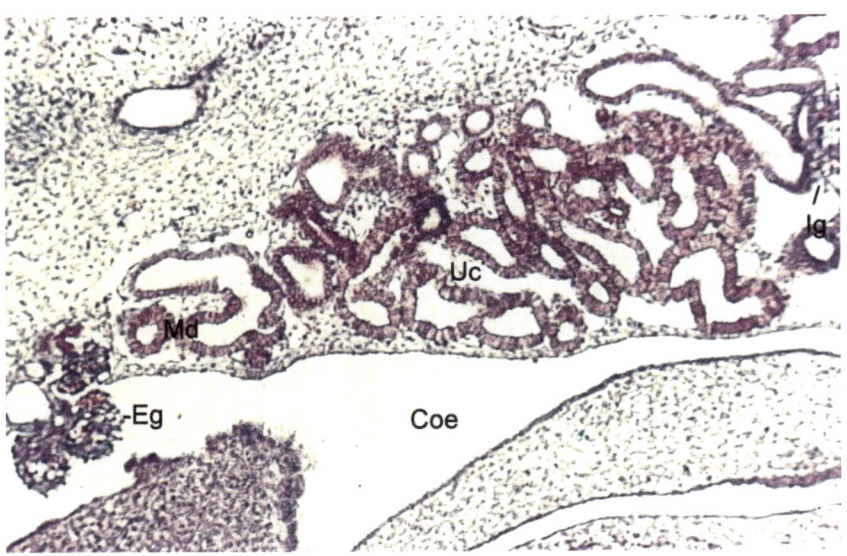

Abb. 58: Katzenembryo, 19 Tage, längs, xx Trichrome: äußere Glomerula der Vorniere (Eg), inneres Glomerulum der Urniere (Ig), Urnierenkanälchen (Uc), Urnierengang (Md), Coelom (Coe).

Die Urniere

Die Urniere (**Mesonephros**) entwickelt sich später und kaudal der Vornie-re, etwa von 12. - 29. Segment, mit 2-3 S-förmigen Kanälchen pro Segment und inneren Glomerula. Der Vornierengang wird zum **Urnierengang (Wolffscher Gang, Ductus mesonephridicus)**. Es ist die funktionierende Niere bei Amphibien und Fischen, bei Säugern ist es ebenfalls nur ein tran-sitorisches Organ, allerdings embryonal besonders beim Schwein und Schaf im ersten Trimester aktiv. Im zweiten Trimester unterliegt es der Involu-tion, wobei Teile für den Geschlechtsapparat übernommen werden (siehe dort). Zunächst ist die Urniere jedoch riesig und bildet die innere **Urnie-renfalte (Plica mesonephridica)** und den äußeren **Urnierenwulst**.

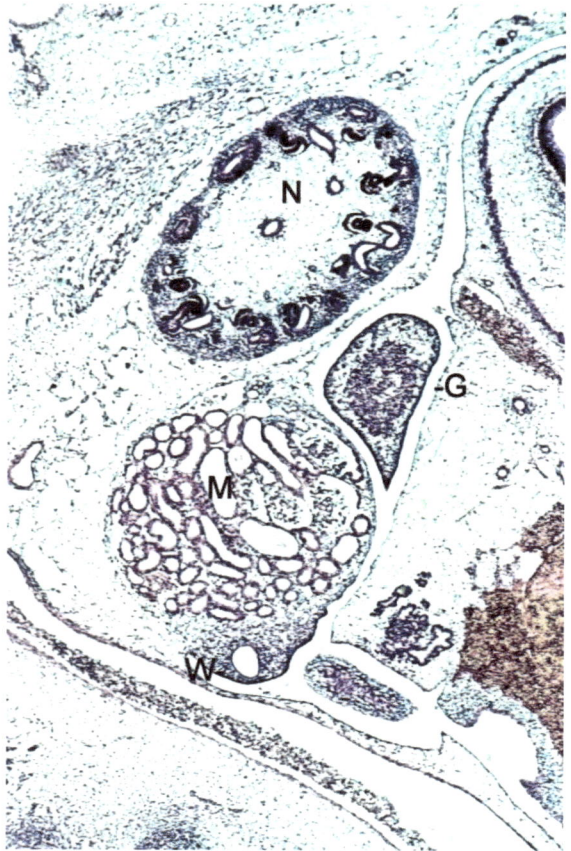

Abb. 59: Katzenembryo, 25 Tage, längs, xx Trichrome: Nachniere (N), degenerie-rende Urniere (M), Urnierengang (W), Gonade (G).

Die Nachniere

Die Nachniere ist die bleibende Niere bei allen Amnioten. Sie entwickelt sich aus dem unsegmentierten, **metanephrogenen Blastem** dorsal zwischen dem 29.-31. Segment und aus der **Ureterenknospe**, eine dorsale Ausstülpung des Urnierengangs.

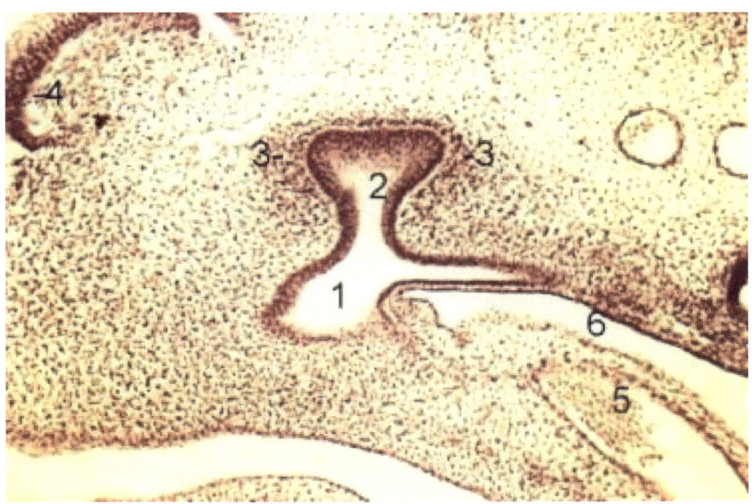

Abb. 60: Katzenembryo, 14 Tage, HE, x: 1 Wolffscher Gang, 2 Ureterenknospe, 3 metanephrogenes Blastema, 4 Dermatomyotom, 5 Subcardinalvene.

Die Ureterenknospe sproßt in das metanephrogene Blastem ein, bildet den Ureter und das **primitive Nierenbecken** und teilt sich dichotom in die **primitiven Sammelrohre**, die sich in bis zu 18 Schritten weiterteilen und im metanephrogenen Blastem mehrere Generationen von **Nierenkugeln** (nephrogene Körperchen) induzieren. Aus diesen Zellkugeln bilden sich die **Nephrone** in dem aus der Kugel zunächst ein Bläschen wird, das ein **primitives Glomerulum** einstülpt und eine primitives **Nierenkanälchen** auswachsen läßt.

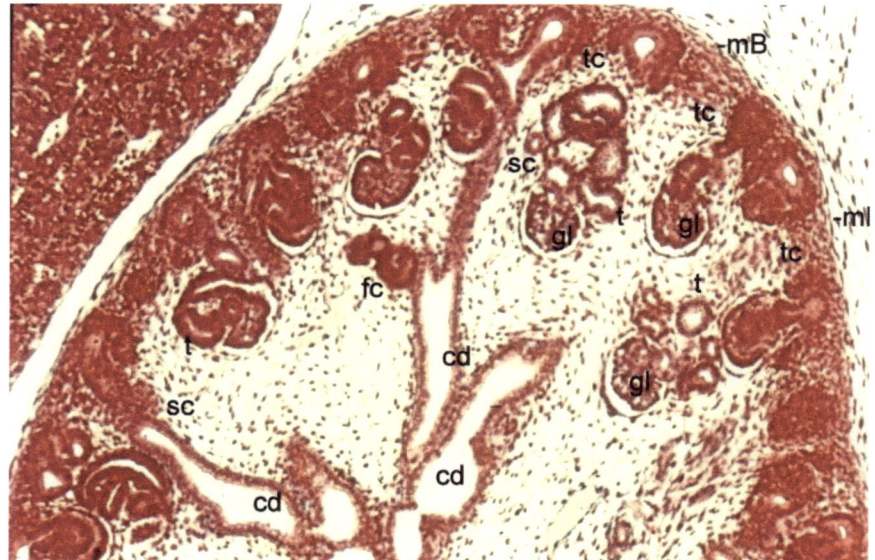

Abb. 61: Katzenembryo, 33 Tage, quer, xx HE: primitive Sammelrohre (cd) teilen sich dichotom und induzieren nephrogene Körperchen der ersten (fc), zweiten (sc) und dritten (tc) Generation im metanephrogenen Blastem (mB) aus dem sich primitive Glomerula (gl) und Nierenkanälchen (t) entwickeln.

Die Kanälchen bekommen während der fetalen Histogenese Anschluß an die Sammelrohre. Natürlich gibt es dabei viele Artunterschiede in der Zahl der Generationen, der Art der Nephronbildung, der Größe der Nierenkörperchen, der Form und Länge der Tubuli, der Calyx- und Lappenbildung. Schon embryonal werden die Nierengefäße gebildet. Durch die Regression der Urniere und die Entwicklung der kaudalen Körperwand macht die Nachniere einen relativen **Ascensus** um etwa 6 Segmente durch und kommt so in die Nachbarschaft der Nebennieren zu liegen. Die Pansenentwicklung bei Wiederkäuern bewirkt sekundär eine **Gekrösebildung** und Lageveränderung der linken Niere hinter die Rechte. Die Blinddarmentwicklung beim Pferd staucht die rechte Niere in eine Herzform. Störungen der Nierenentwicklung sind renale Agenesie, Nichtaufstieg der Nieren und die Zystenniere.

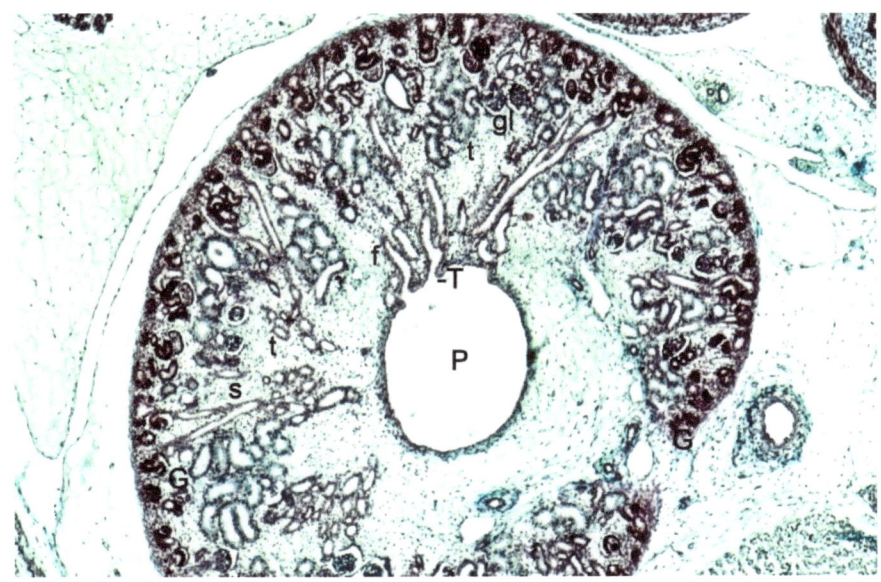

Abb. 62: Katzenembryo, 36 Tage, quer, xx Trichrome: primitives Nierenbecken (P), Sammelrohre (T), dichotome Teilung der ersten (f) und zweiten Generation (s), Induktion von Nierenkörperchen (G), aus denen Glomerula (gl) und Tubuli (t) werden.

Harnleiter, Harnblase und Harnröhre

Der Ureter wird aus dem **Anfangsabschnitt der Ureterenknospe** gebildet. Er mündet über den Endabschnitt des Wolffschen Gangs in den **Sinus urogenitalis** nachdem das **Septum urorectale** die Kloake geteilt hat. Durch Ausweiten der Endstrecken der Wolffschen Gänge und durch deren Einbeziehung in die dorsalen Wand des Sinus urogenitalis werden die Wolffschen Gänge und die Ureteren getrennt. Somit wird ein Teil (etwa das **Trigonum vesicae**) der dorsalen Harnblasenwand von den mesodermalen Wolffschen Gängen gebildet. Die Harnblase entsteht ansonsten aus dem **vesikalen Abschnitt des Sinus urogenitalis**, dessen **Beckenteil** auch die **Harnröhre beim weiblichen Geschlecht** und den Beckenteil der Harnröhre beim männlichen Geschlechts bildet. Der **Penisteil** der männlichen Harnröhre wird durch den **Phallusteil des Sinus urogenitalis** geformt. Der kraniale Teil des Sinus urogenitalis ist über den Urachus mit der Allantois verbunden. Erst nach der Geburt wird der Urachus zu einem Bindegewebsstrang im medianen Harnblasenband reduziert.

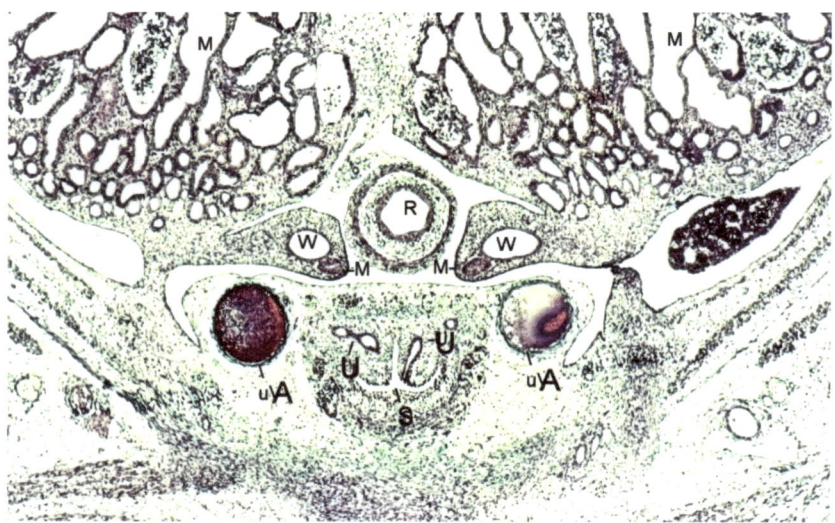

Abb. 63: Katzenembryo, 29 Tage, quer, xx Trichrome: Urniere (M), Rektum (R), Wolffscher Gang (W), Müllerscher Gang (M), Ureter (U), Sinus urogenitalis (S), Aa. umbilicales (uA).

Der Geschlechtsapparat

Die Gonaden entwickeln sich aus den **Keimleisten**, die bereits mit 21 Tagen bei der Katze medial der Urnieren sichtbar sind. Zwischen 22.-26. Segment ist dort das Mesenchym unter dem zum **Keimepithel** veränderten Coelomepithel verdichtet. In diesem, zum Teil hochprismatischen, Keimepithel sitzten die **primordialen Keimzellen (PGC), Gonozyten**, die aus der Dottersackwand hierher eingewandert sind. Das ist das indifferente Stadium der Gonadenentwicklung. Die Transformation zur differenten Anlage wird von den Gonozyten induziert.

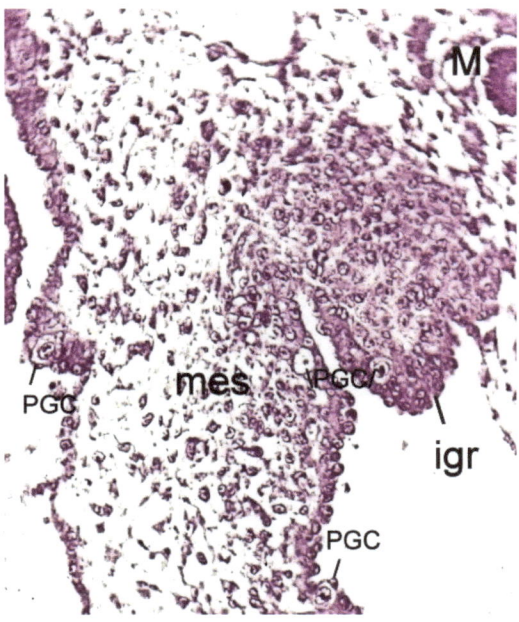

Abb. 64: Katzenembryo, 19 Tage, quer, xx HE: indifferente Keimleiste (igr), Urniere (M), Mesenterium (mes), Primordial Germ Cells (PGC).

Der Männliche Geschlechtsapparat

Unter dem Einfluß des 'testicular determining factor' (TDF) proliferiert das Keimepithel in der **Phase der Keimepithelstränge** und bildet Epithelstränge in die Tiefe (**Markstränge**). Diese werden rasch von einer breiten, subepithelialen Mesenchymschicht, der Anlage der **Tunica albuginea**, von der Oberfläche getrennt, womit um den 24. Tag beim Kater die primitive Anlage des Hodens erkennbar wird. Urnierenkanälchen bilden das **Rete testis** und die **Ductuli efferentes**, Teile des Wolffschen Gangs bilden den **Nebenhodenkanal** und den **Samenleiter**. In der **Phase der soliden Hodenkanälchen** werden aus den Marksträngen die primitiven, schleifenförmigen, noch soliden Hodenkanälchen mit den Vorläufern der **Sertolizellen** und den Gonozyten. Letztere proliferieren stark und bilden die **Spermato-**

gonien, die dann bis zur Pubertät hin ruhen. Vermutlich aus der Urniere stammen die **Zwischenzellen**, die zwischen den Hodenkanälchen Cluster bilden und schon embryonal Androgene produzieren und so die weitere Differenzierung der männlichen Geschlechtsorgane in der fetalen Histogenese stimulieren. Der peritoneale Überzug der sich rückbildenden Urniere, die **Plica urogenitalis**, wird zum Gekröse der Gonaden mit drei Abschnitten: das kraniale **Urnierenzwerchfellsband**, das mittlere **Mesorchium** und das kaudale **Inguinalband**, welches als **Gubernaculum testis** (Hodenleitband) für den Hodenabstieg fungiert, denn es verbindet Hoden, Nebenhodenschwanz und die Skrotalwülste.

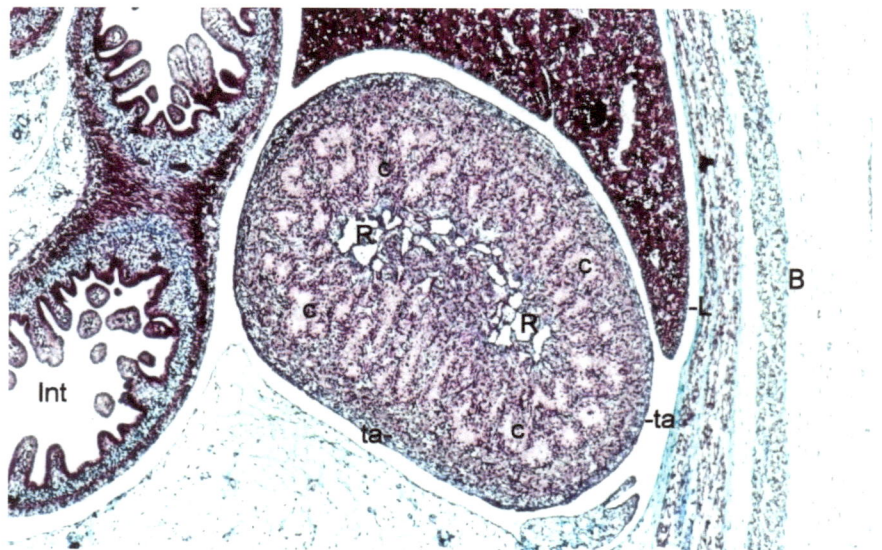

Abb. 65: Hodenanlage, Katzenembryo, 36 Tage, quer, xx Trichrome: Darm (Int), Leber (L), Körperwand (B), Markstränge (c), Rete (R), Tunica albuginea (ta).

Wenn sich später der **Processus vaginalis** bildet und das Hodenleitband sich unter Androgeneinfluß verkürzt, kommt es zum **Hodenabstieg, Descensus testis** (vor der Geburt bei Wiederkäuern, um die Geburt bei Pferd und Schwein, und nach der Geburt beim Fleischfresser). Störungen des Abstiegs führen zum Kryptorchismus.

Männliche Geschlechtsgänge

Bei beiden Geschlechtern bestehen zunächst 2 paarige mesodermale Gangsysteme, der **Wolffsche Gang** (Ductus mesonephridicus) und der **Müller-**

sche Gang (Ductus paramesonephridicus). Der Wolffsche Gang ist der Urnierengang. Der Müllersche Gang ist eine Coelomeinsprossung, die der Wolffsche Gang induziert. Sein Anfangsteil liegt lateral vom Wolffschen Gang, **sein Endteil kreuzt** den Wolffschen Gang und liegt dann medial von ihm und verschmilzt mit der Gegenseite bevor er in den Sinus urogenitalis mündet. Aus dieser indifferenten Anlage bilden sich beim männlichen Geschlecht die Müllerschen Gänge unter Wirkung des **Anti-Müller Faktors** zurück. Die **Ductuli efferentes** entstehen aus Urnierenkanälchen, der **Nebenhodenkanal und der Samenleiter** aus dem Wolffschen Gang. Reste des Müllerschen Gangs bilden proximal den **Appendix testis** und distal die **Uterovagina masculina** (Utriculus prostaticus). **Ductuli aberrantes** (paradidymal) sind nicht zurückgebildete Urnierenkanälchen. Der Samenleiter mündet beiderseits in der Pars phallica des Sinus urogenitalis. In seinem Endabschnitt differenzieren sich die **Ampullen** mit den Ampullendrüsen, die **Glandula vesicularis** und der **Ductus ejaculatorius** (mesodermal). Die **Prostata** ist dagegen ein Auswuchs des Beckenteils des Sinus (entodermal) und die **Bulbourethraldrüse** ist eine Bildung des phallischen Teils des Sinus (entodermal). Der **Präputialbeutel** des Ebers entsteht dagegen ektodermal aus den Geschlechtshöckern.

Der Weibliche Geschlechtsapparat

Auch beim weiblichen Geschlecht wachsen Keimepithelstränge von der Oberfläche in die Tiefe. Jedoch gehen die Markstränge verloren bzw. werden zu interstitiellen Zellen. Erst spätere Keimstränge, die bei der Katze erst fetal, um den 40. Tag, auftreten, werden die sogenannten **Rindenstränge**, die sehr kurz sind und dann relativ schnell durch das Bindegewebe in einzelne **Eiballen** zerlegt werden. Aus diesen differenzieren sich fetal die **Primordialfollikel**.

Beim Schaf entwickeln sich im letzten Drittel der Gravidität (4 cm SSL) während der sogenannten **Pseudoreifung** bereits Sekundär- und Tertiärfollikel im fetalen Ovar. Diese Follikel werden aber nach der Geburt wieder zurückgebildet.

Weibliche Geschlechtsgänge

Das weibliche Gangsystem entwickelt sich vornehmlich aus den Müllerschen Gängen (mesodermal).

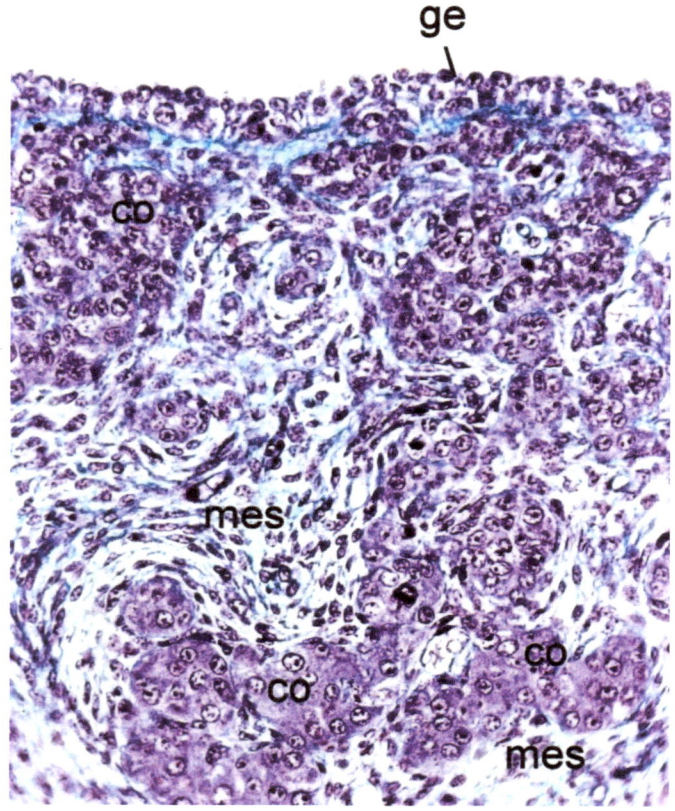

Abb. 66: Ovar, Katzenembryo, 33 Tage, xx Trichrome: Keimepithel (ge), Rinden-stränge (co), Mesenchym (mes).

Durch Östrogene stimuliert, entwickeln sich aus den proximalen Teilen die **Eileiter**, aus den mittleren Abschnitten die **Uterushörner** und aus den distalen, verschmolzenen Abschnitten der **Uteruskörper**, die **Cervix und die Vagina**. Die Verschmelzung ist dabei tierartlich unterschiedlich und führt so zu den verschiedenen **Uterustypen**. Scham und Scheidenvorhof werden dagegen durch den entodermalen **Müllerschen Hügel** (Sinovaginalplatte) aus dem Beckenteil des Sinus urogenitalis gebildet. Beide Anlagen vereinigen sich und bilden ein kontinuierliches Lumen, das am Verschmelzungspunkt durch ein Hymen oder **Hymenalring** eingeengt sein kann. Der phallische Teil des Sinus trägt zur Bildung der äußeren Scham bei (siehe unten).

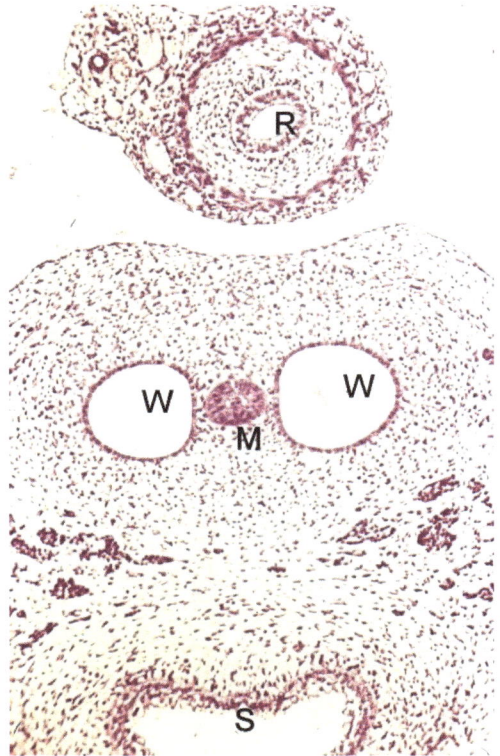

Abb. 67: Katzenembryo, Querschnitt durch die kaudale Plica urogenitalis, xx HE: Rectum (R), Wolffscher Gang (W), verschmolzene Müllersche Gänge (M), Sinus urogenitalis (S).

Die Äußeren Geschlechtsorgane

Im frühen, indifferenten Stadium liegen bei beiden Geschlechtern um die Kloakenmembran drei Mesodermverdickungen: vorn der **Genitalhöcker und seitlich zwei Genital- (labioscrotal) falten**. Während der Gliederung der Kloake (siehe Verdauungsapparat) wird der Genitalhöcker zum **primitiven Phallus** mit einer Pars basalis und der Pars nuda. Die Urogenitalmembran öffnet sich und bildet die **Urethralrinne** mit den seitlichen **Urethralfalten**, der phallische Teil des Sinus ist damit offen. Im männlichen Fetus schließen sich die Urethralfalten zur Raphe und lassen nur vorn das primtive Ostium urethrae externum offen. Schlägt das fehl, kann es zur Hypospadie kommen. Während die Genitalfalten nach kaudal wachsen und sich zur **Skrotalanlage** vereinigen, wächst am Phallus die **Glandarlamelle** als Epithelwand in die Tiefe zur späteren Entwicklung des **Präputiums**. Im

Inneren entwickeln sich die Schwellkörper. Bei weiblichen Geschlecht bleibt die Urethralrinne offen und die Genitalfalten separiert. Sie flankieren den Phallus, der zur **Clitoris** wird, sie selbst bilden die **Schamlippen**. Äußere Schamlippen entstehen bei Primaten und Fleischfressern sekundär. Weitere Entwicklungen an den Geschlechtsorganenen, wie zum Beispiel der Hodenabstieg, laufen erst in der fetalen Histogenese ab.

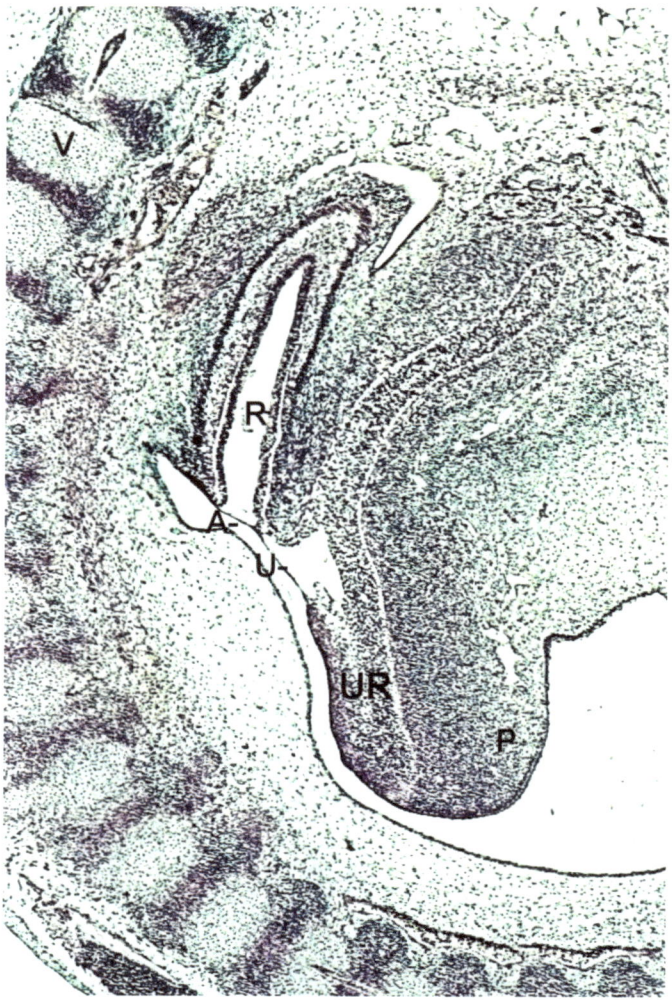

Abb. 68: Katzenembryo, 25 Tage, längs, xx Trichrome: Wirbelanlagen (V), Rektum (R), Phallus (P), Analmembran (A), Urogenitalmembran (U), Urethralrinne (UR).

Das Nervensystem

Bereits nach der Gastrulation wird das neurale Ektoderm, von der Chorda dorsalis induziert, als **Neuralplatte** vom übrigen Ektoderm gesondert. Bei der Neurulation wird die Platte zur **Rinne** eingesenkt, seitlich entstehen die **Neuralwülste**. Schließlich bildet sich daraus das **Neuralrohr** mit einer rostralen Aussackung, dem ersten **Hirnbläschen, Archencephalon**, und dem vorderen und hinteren **Neuroporus** als Öffnungen (Katze 14 Tage). Nach der Abfaltung des Neuralrohr wird restliches Neurektoderm beiderseits des Neuralrohrs als **Neuralleiste** in die Tiefe verlagert (Katze Tag 17), während vorn ein zweites Hirnbläschen, **Deuterencephalon**, entsteht. Das erste Bläschen sinkt ventral vor der Chorda ab und so entsteht zwischen beiden Hirnbläschen ein drittes Bläschen. Die rasch größerwerdenden Bläschen sind nun als **Vorderhirn (Prosencephalon), Mittelhirn (Mesencephalon) und Rautenhirn (Rhombencephalon)** mit der **Mittelhirnbeuge** hinter dem Vorderhirn und der **Halsbeuge** am Ende zu sehen.

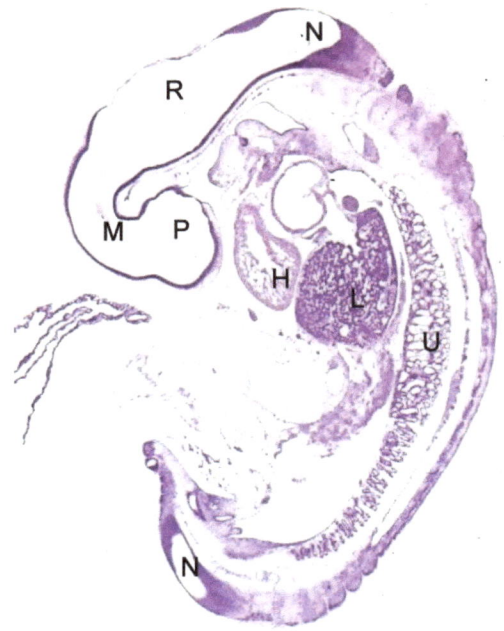

Abb. 69: Schweineembryo, 6 mm, längs, x HE: Prosencephalon (P), Mesencephalon (M) mit der Mittelhirnbeuge, Rhombencephalon (R) mit dünnem Dach, Neuralrohr (N) mit Hals- und Steißbeuge, Herz (H), Leber (L), Urniere (U).

Im Steiß liegt die **Steißbeuge** des Neuralrohrs. In der Wand haben sich bereits in diesem Stadium aus dem **Neuroepithel** die **Neuroblasten** und die **Glioblasten** differenziert. Nur dorsal am Rautenhirn bleibt die Wand dünn, sonst ist sie durch Proliferation mehrschichtig geworden. Das Vorderhirn bekommt nun als jeweils seitliche Aussackungen dorsolateral die beiden **Endhirnbläschen (Telencephalon)** und ventrolateral die beiden **Augenbläschen**. Der mediane, unpaare Ursprung wird zum **Zwischenhirn (Diencephalon)**. Auch das Rautenhirn wird weiter gegliedert. Durch die **Brückenbeuge** entsteht das vordere **Metencephalon** und das hintere **Myelencephalon**.

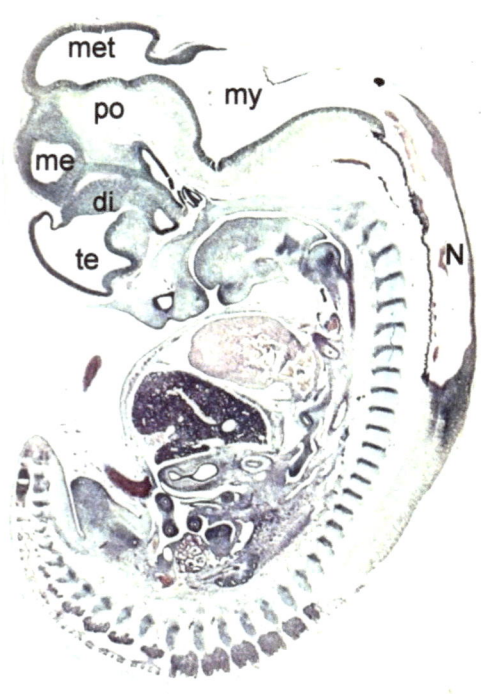

Abb. 70: Schafembryo, 28 Tage, längs, x HE: Telencephalon (te), Diencephalon (di), Mesencephalon (me), Metencephalon (met), Myel-encephalon (my), Brückenbeuge (po), Neuralrohr (N).

Die Neuroblasten des Neuralrohrs fangen an Fortsätze nach peripher zu bilden. Dadurch entsteht die **Mantelzone** mit den Nervenzellkörpern und die **Marginalzone** (Randschleier) mit den Fortsätzen. Ungleiches Wachstum bewirkt die Bildung der dicken **Lateralplatten** und der dünnen **Boden- und Dachplatte**. Die Lateralplatten werden durch je einen **Sulcus limitans** in die obere **Flügelplatte** und die untere **Basalplatte** gegliedert. Das Lumen wird zum **Zentralkanal** eingeengt. Durch die weitere Proliferation entsteht außerdem ein dorsales **Gliaseptum** in der Medianen, ventral dagegen eine **Fissur**. Außen hat die Neuralleiste eine Reihe von **Spinalganglien** entstehen lassen, deren Neuroblasten sich später mit der Flügelplatte der Rückenmarkanlage verbinden. Die wachsende Marginalzone wird während der fetalen Histogenese zur weißen Substanz mit den verschiedenen Leitungsbahnen, die Mantelzone zur grauen Substanz mit den verschiedenen Kernsäulen.

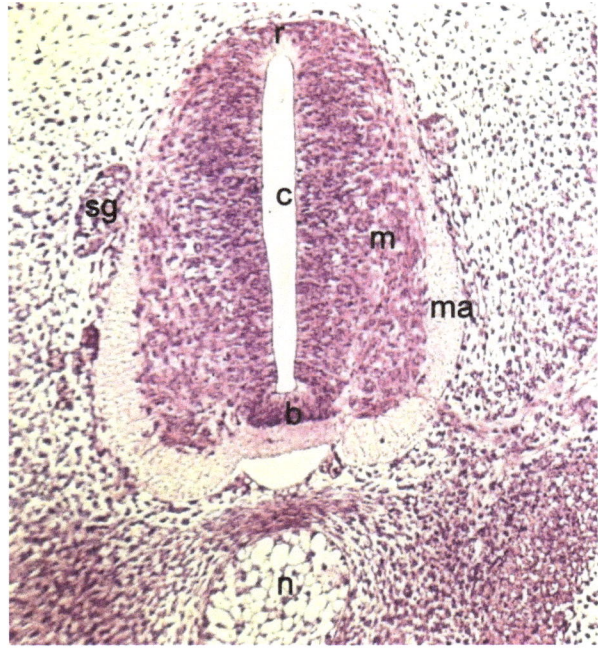

Abb. 71: Neuralrohr, Katzenembryo, 21 Tage, quer, xx HE: Basalplatte (b), Dachplatte (r), Zentralkanal (c), Mantelzone (m), Marginalzone (ma), Chorda (n), Anlage des Spinalganglions (sg).

Alle Teile des **peripheren Nervensystems** werden durch die **Neuralleisten** gebildet, die auch das Kopfmesektoderm, die verschiedenen Ganglien, Melanozyten, endokrine Zellen, Satellitenzellen, Schwannsche Zellen, Nebennierenmark und Odontoblasten während der fetalen Histogenese bilden.

Zunächst ist das Neuralrohr so lang wie die Anlage der Wirbelsäule. Später wachsen die Wirbel schneller. Dadurch werden die kaudalen Spinalnerven zur **Cauda equina** verlängert, das Rückenmark scheint aufgestiegen zu sein, **Ascensus medullae spinalis**. Das Schwanzmark liegt dann, tierartlich unterschiedlich, im Lenden- bzw. Kreuzbereich. Vom umliegenden Mesenchym werden die **primitiven Meningen** gebildet.

Auch das Gehirn wächst und differenziert sich weiter mit verschiedenen Neuronen und Gliazellen. Erst liegen wie im Rückenmark Säulen und Kerne vor, in der fetalen Histogenese kommt es dann zum Umbau. Das Großhirn bleibt auch fetal noch glatt, während am Kleinhirn schon die Faltung beginnt. In den Ventrikeln werden die **Plexus** gebildet, die schon Flüssigkeit produzieren. Überproduktion oder Abflußhindernisse können zum **Hydrocephalus** führen.

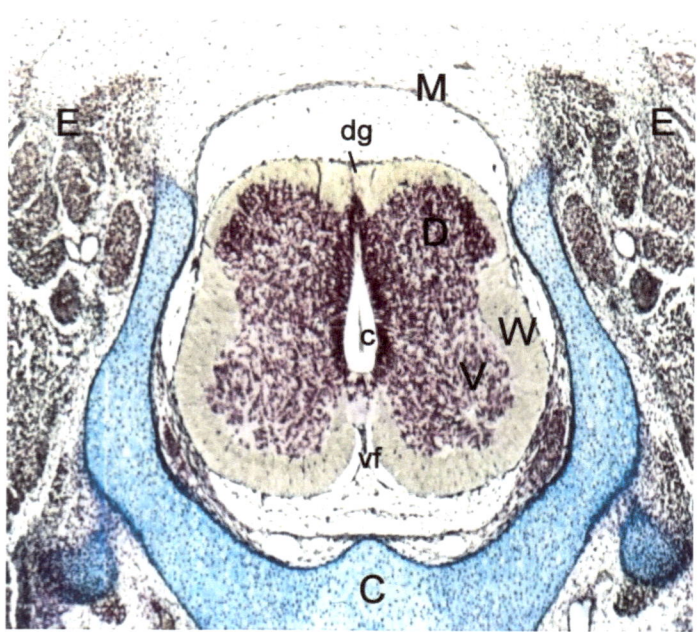

Abb. 72: Rückenmark, Katzenembryo, 30 Tage, xx Trichrome: Epaxiale Muskelanlagen (E), knorplige Wirbelanlage (C), Flügelplatte (D), Basalplatte (V), weiße Substanz mit Gliaseptum (dg), ventrale Fissur (vf), primitive Meningen (M), Marginalzone (W).

Spinal- und Gehirnnerven entwickeln sich aus Neuralleistenmaterial. Zusätzliches Material für die Ganglien der Kiemenbogennerven der Gehirnnerven entstammt den **Kopfplacoden**, die dorsal der Kiemenbogen entstehen. Für die Riechnerven stammen die afferenten Neurone aus den Riechplacoden, während der Sehnerv aus den Augenbläschen, also der Hirnwand entstammt.

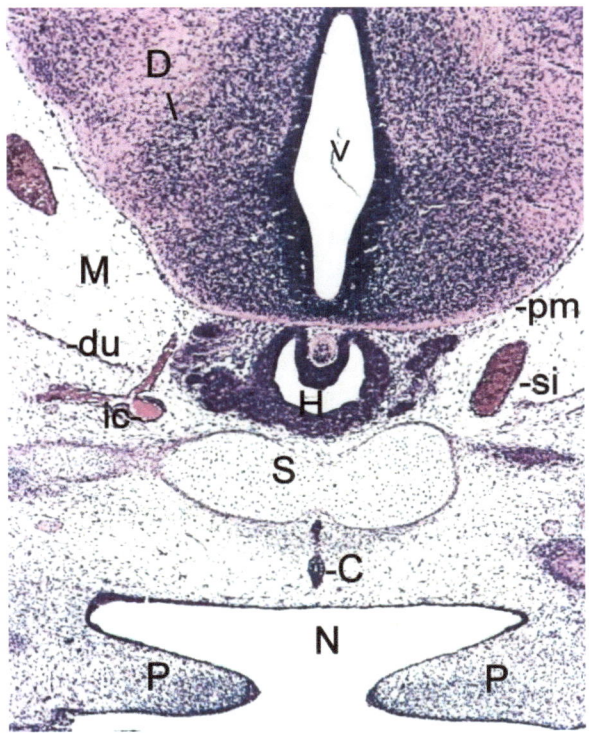

Abb. 73: Zwischenhirn, Katzenembryo, 34 Tage, quer, xx HE: diencephale Kerne (D), 3. Ventrikel (V), primitive Pia (pm), primitive Archnoidea (M), primitive Dura (du), Hypophyse (H), Sinus (si), Carotis interna (ic), präsphenoidaler Knorpel (S), Ductus craniopharyngeus (C), Nasopharynx (N), sekundärer Gaumen (P).

Sinnesorgane

Auge, Ohr und Nase beginnen ihre Entwicklung sichtbar mit den Linsen-, Ohr- und Riechplacoden. Die **Linsenplacode** wird durch das Augenbläschen (Zwischenhirn) im Ektoderm induziert. Die **Ohrplacode** stülpt sich induziert vom Rautenhirn zum Ohrgrübchen ein und schnürt sich dann zum Ohrbläschen ein. Die **Riechplacode** stülpt sich, induziert vom Endhirn, in das Kopfmesenchym ein und bildet Nasenhöhle und Riechorgan. Ein Teil der Gehirnnerven (Kiemenbogennerven), die für die Kopfsensibilität wichtig sind, also den Tastsinn im Kopfbereich stellen, nehmen ebenfalls Placodenmaterial aus dem Kiemenbogenbereich auf.

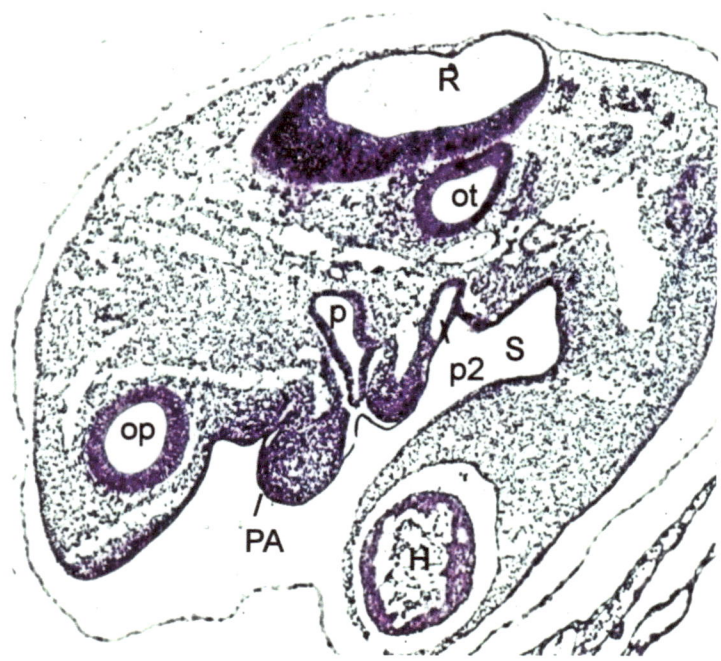

Abb. 74: Katzenembryo, 19 Tage, längs, x HE: Rautenhirn (R), Ohrbläschen (ot), Augenbläschen (op), erster Kiemenbogen (PA), erste und zweite Schlundtasche (p, p2), primitive Mundbucht (S), Herz (H).

Das Sehorgan

Wenn sich die Linsenplacode vom Oberflächenektoderm abschnürt, wandelt sich das Augenbläschen in den **Augenbecher** um. Vorn ist er durch das Linsenbläschen eingedellt und hinten ist er über den Augenbecherstiel mit dem Zwischenhirn verbunden. Der Augenbecher ist ventral zur **Fissura chorioidea** eingeschnitten, durch die die **A. hyaloidea** läuft, und seine Hinterwand hat nun eine Doppellage der ehemaligen Zwischenhirnwand, die außen zur **Pigment-** und innen zur **Nervenschicht** der **Retina** werden. Am Umschlag beider Schichten entstehen **Iris und Ciliarkörper**. Die Fissura chorioidea wird später durch Mesenchym geschlossen, andernfalls entsteht ein Kolobom. In der Fetalperiode differenzieren sich diese und alle übrigen Wandschichten. Die A. hyaloidea degeneriert distal, der proximale Teil wird zur **A. centralis retinae**. Umliegendes Mesenchym bildet **Chorioidea und Sklera**, das äußere Ektoderm **Cornea und Augenlider**. Durch **Cavitationen** im Mesenchym vor der Linse wird eine Kammer gebildet.

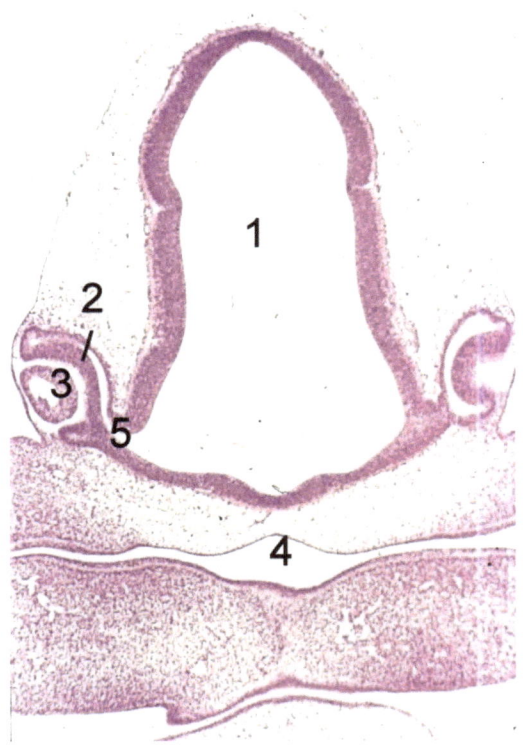

Abb. 75: Schafembryo, 15 mm SSL, quer, x HE: Diencephalon (1), Augenbecher (2), Linsenbläschen (3), primitiver Pharynx (4), Augenbecherstiel (5).

Später wird die Kammer durch die Iris in eine vordere und hintere Augenkammer geteilt. Das ektodermale Linsenepithel wächst zu den gleichlangen **Linsenfasern** heran, wodurch die ehemalige Höhle schwindet und die **Linsennähte** entstehen. Das Ektoderm über dem Linsenbläschen wandelt sich zur **Hornhaut** um. Hilfsstrukturen des Auges wie die Bindehaut, Augenlider, die Augenmuskeln und die Tränendrüsen entwickeln sich erst fetal. Die Augenlider verwachsen zunächst zur Lidverklebung (**Lidsynechie**). Diese Verklebung löst sich bei den meisten Säugern vor der Geburt wieder, bei

Katzen aber erst einige Tage nach der Geburt.

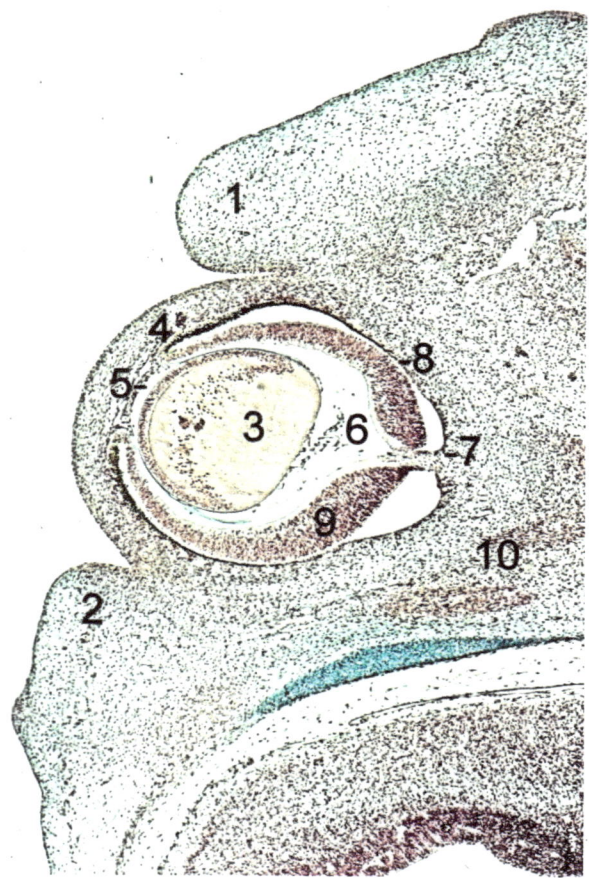

Abb. 76: Katzenembryo, 25 Tage, quer, x Trichrome: Oberlid (1), Unterlid (2), Linse (3), Cornea (4), Augenkammer (5), Glaskörper (6), Augenbecherstiel (7), Pigmentschicht (8), Nervenschicht der späteren Retina (9), Augenmuskelblastem (10).

Das Hörorgan

Das äußere Ohr wird von den **Ohrhöckerchen** um die erste Kiemenfurche gebildet (im Wesentlichen 2. Kiemenbogen), die selbst den äußeren Gehörgang formt. Die Höckerchen wachsen zur **Ohrmuschel** heran; und um den 33 Tag bildet sich im Inneren das Blastem des **Ohrmuschelknorpels**. Die Verschlußmembran der ersten Kiemenfurche in der Tiefe wird zum **Trommelfell**. Ursprünglich bilaminär ektoentodermal wird sie durch einwachsendes Mesenchym zunächst verdickt, um Verbindung mit dem Hammerblastem aufzunehmen. Erst in der fetalen Histogenese bekommt sie ihre endgültige Gestalt. Die erste Schlundtasche bildet die **Tuba auditiva und die Paukenhöhle**. **Hammer und Amboß** werden vom 1. Kiemenbogen, der **Steigbügel** vom 2. Kiemenbogen gebildet. Die **Muskeln** des Mittelohrs sind ebenfalls Material vom ersten (M. tensor tympani) und zweiten Kiemenbogen (M. stapedius), was auch an der späteren Innervation ablesbar ist.

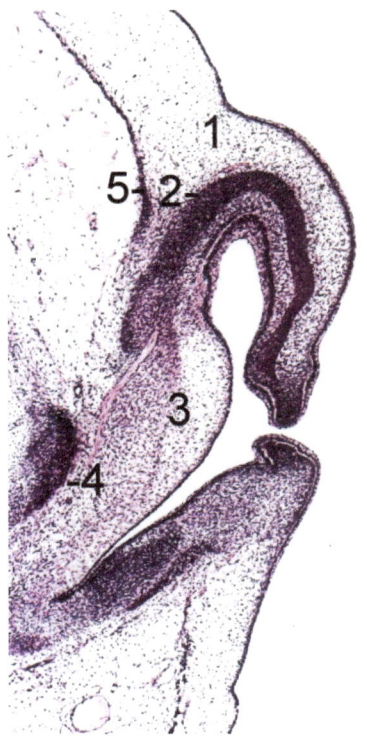

Abb. 77: Katzenembryo, 33 Tage, Kopf quer, x HE: äußeres Ohr (1), Ohrknorpel (2), verdicktes Trommelfell (3), Hammerblastem (4), Anulus tympanicus (5).

Das Innenohr entsteht aus der ektodermalen **Ohrplacode**, die sich sehr früh zum **Ohrgrübchen** einsenkt und dann als **Ohrbläschen** (Otozyste) in Höhe des Rautenhirns abschnürt. Neuralleistenmaterial und branchiale Placoden bilden die Anlage des Facialis-Acusticus-Ganglions, von dem sich später das **Ganglion vestibulocochleare** abtrennt. Die Otozyste schnürt sich birnenförmig ein und bildet die obere **Vestibulartasche** und die untere

Cochleartasche. Dazwischen entwickelt sich nach medial der **endolymphatische Sack**. Aus der Vestibulartasche werden in der fetalen Histogenese die **Bogengänge**, von der Cochleartasche **Sacculus, Utriculus und Schnecke** gebildet.

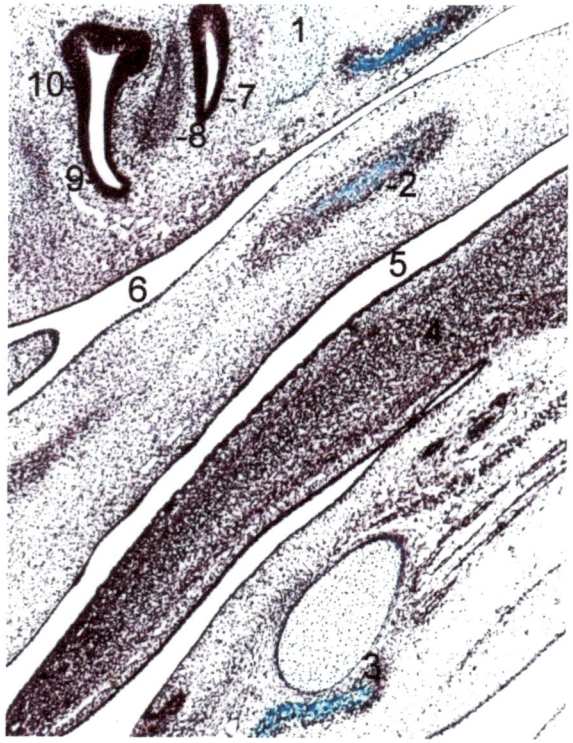

Abb. 78: Katzenembryo, 36 Tage, Kopf quer, x Trichrome: knorplige Anlage des Felsenbeins (1), Gaumen mit Knochenplatte der Maxilla (2), Meckelscher Knorpel und Unterkieferknochen (3), Zunge (4), Mundhöhle (5), Nasopharynx (6), Bogengang (7), Ganglion vestibulocochleare (8), Schnecke (9), Sacculus (10).

Das Riechorgan

Die Riechplacoden bilden die **Riechgruben** und senken sich zur primitiven Nasenhöhle ein. An ihrem Grund tranformiert sich ektodermales Epithel zum **Riechepithel** mit Neuroblasten und Zwischenzellen. Fortsätze wachsen zum Riechkolben der sich entwickelnden Großhirnhemisphären und nehmen Kontakt auf. In gleicher Weise wachsen Fasern des **Organum vomeronasale** zum akzessorischen Riechkolben. Um die Schleimhaut herum entsteht der Knorpel und Knochen des Vomers. Nasenmuscheln und äußere Nase entstehen bei der Gesichtsbildung (siehe dort). Weitere Differenzierung geschieht während der fetalen Histogenese.

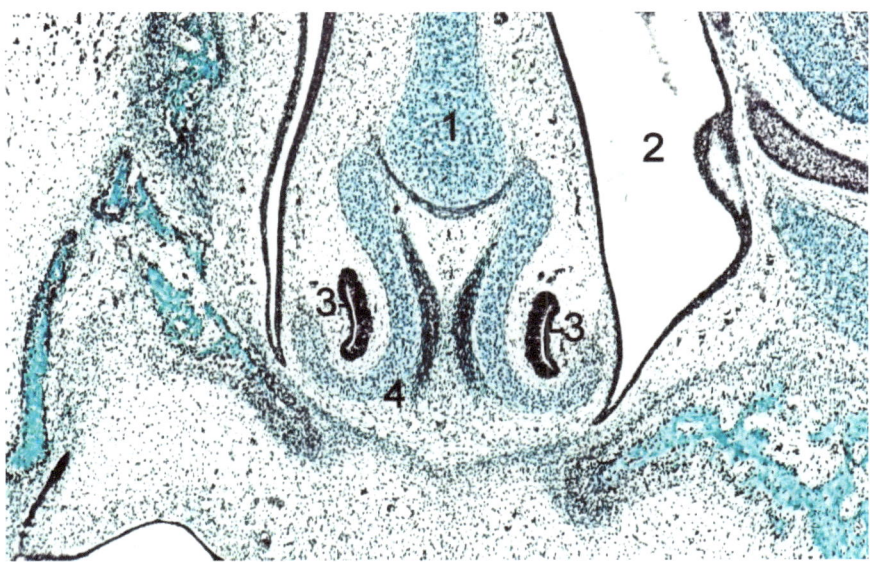

Abb. 79: Katzenembryo, 34 Tage, Kopf quer, xx Trichrome: Nasenseptum (1), Nasenhöhle (2), Organum vomoronasale, Jacobsonsches Organ (3), Cartilago vomeronasale (4).

Das Geschmacksorgan

Das Geschmacksorgan besteht aus den **Geschmackspapillen mit den Geschmacksknospen** auf Zunge und im Rachen. Ob dabei ebenfalls bestimmte Placoden eine Rolle spielen ist noch ungeklärt. Die weitere Entwicklung ist in jedem Fall mit der Bildung der Gehirnnerven VII, IX, X verbunden, die die Fasern der Geschmacksknospen ableiten.

Das Tastorgan

Das Tastorgan besteht aus verschiedenen Hautrezeptoren, die von Spinalnerven und Gehirnnerven, insbesondere dem N. trigeminus abgeleitet und fetal gebildet werden.

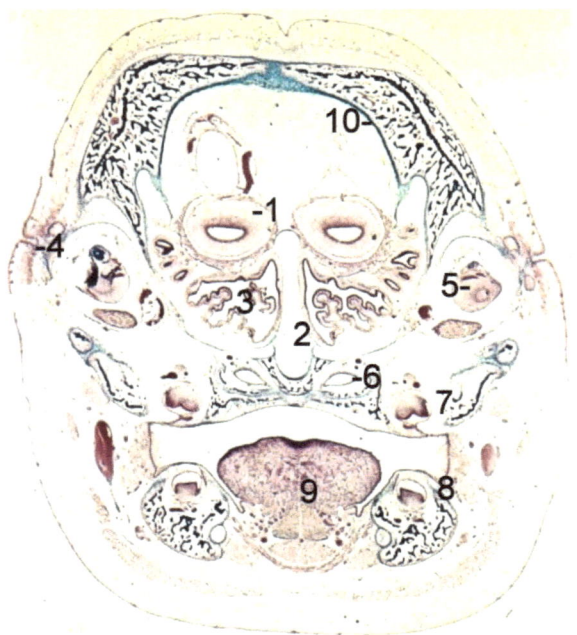

Abb. 80: Kopf, quer, Schweineembryo, 14 cm SSL, x Trichrome (aus Künzel und Knospe, 1987): Bulbus olfactorius (1), Septum nasi (2), Nasenmuschel mit Riechepithel (3), Augenlid (4), Augapfel (5), Organum vomeronasale (6), Maxilla mit Zahnanlagen (7), Mandibula mit Zahnanlagen (8), Zunge (9), Stirnbein (10).

Die Endokrinen Organe

Hypophyse

Eine Verdickung am vorderen Neuroporus, der **Torus opticus**, wird durch die Neurulation nach ventral umgebogen und bildet die Anlage der Neurohypophyse. Die Adenohypophyse stammt dagegen von der **Rathkeschen Tasche**, die am Dach der vorderen Mundbucht aus dem ektodermalen Epithel direkt vor der Membrana buccopharyngea eingesenkt wird und in Richtung Torus opticus wächst.

Sehr früh verbinden sich beide Anlagen und wachsen stark. Die Rathkesche Tasche schnürt sich Bläschen ab, nur noch über den **Ductus craniopharyngeus** (müßte eigentlich Ductus craniooralis heißen) zum Mundhöhlendach verbunden.

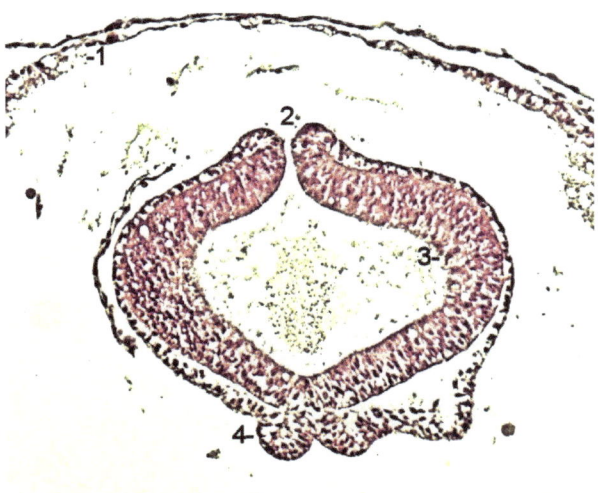

Abb. 81: Hühnerembryo, 18 Stunden, quer, xx HE: Amniochorion (1), vorderer Neuroporus (2), Prosencephalon (3), Torus opticus (4).

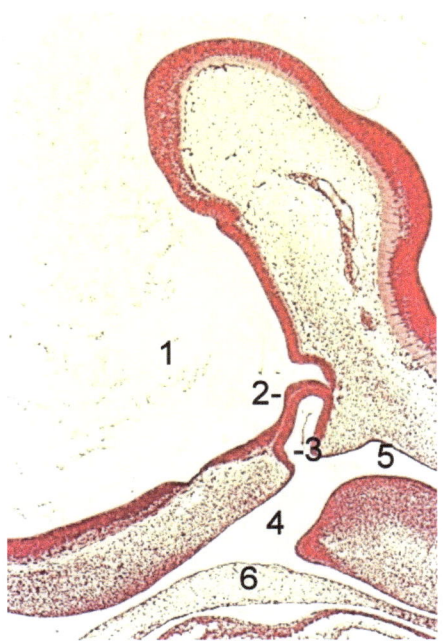

Abb. 82: Katzenembryo, 15 Tage, längs, x HE: Diencephalon (1), Torus opticus (2), Rathkesche Tasche (3), Stomatodaeum (4), primitiver Pharynx (5), Herzwulst (6).

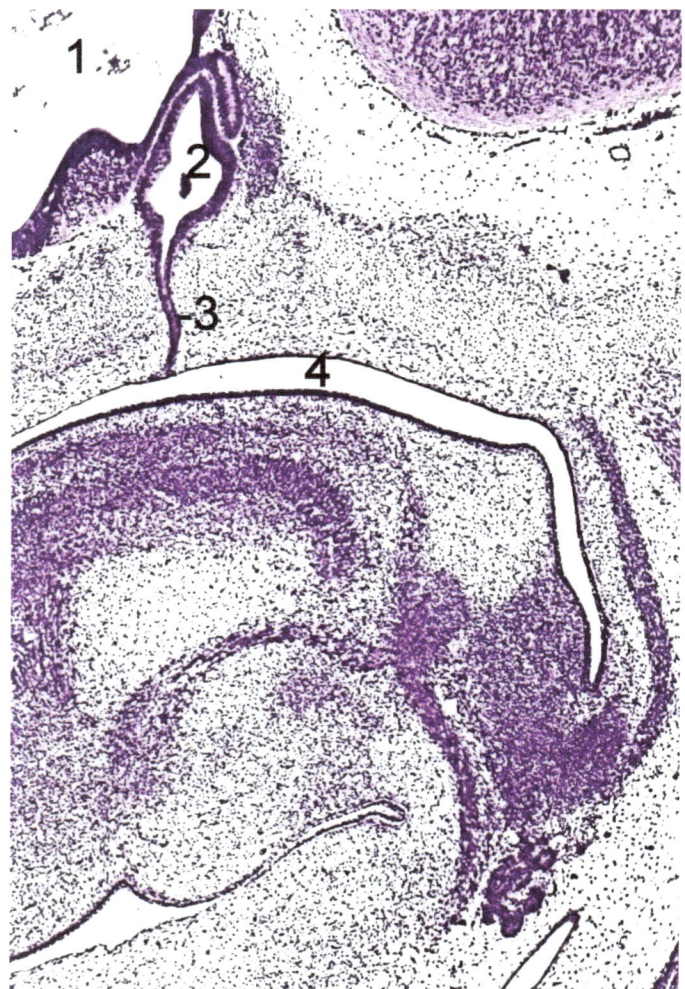

Abb. 83: Katzenembryo, 25 Tage, längs, x HE: Diencephalon (1), Rathkesche Tasche (2), Ductus craniopharyngeus (3), primitiver Pharynx (4).

Der Mittelteil der Tasche mit dem Rest des Lumens wird zur **Pars intermedia**, der laterale Teil proliferiert sehr stark um den Stiel des Zwischenhirn (Infundibulum) herum und formt so die Pars **tuberalis** und die **Pars anterior**. Während der fetalen Histogenese differenzieren sich die verschiedenen Teile der Anlage. Die Reste des Ductus craniopharyngeus sind bei der Katze bis zum 37. Tag sichtbar.

Nebenniere

Die Nebenniere hat bei höheren Vertebraten zwei Anlagen, die mesodermale Rinde (**Interrenalorgan**), die sich aus dem Mesothel zwischen Gekröse und Gonade entwickelt und das ektodermale Mark (**Suprarenalorgan**), das sich wie andere **Paraganglien** aus der Neuralleiste bildet. Mit 23 proliferieren bei der Katze die Mesothelzellen in Zellsträngen in die Körperwand nahe der Aorta. Durch den **Ascensus der Nachniere** kommt diese in die Nähe der Nebennierenanlage zu liegen. Um den 25. Tag wandern bei der Katze die Zellen der Markanlage über den Hilus ein.

Beide Organteile proliferieren stark, der Cortex sogar in zwei unterschiedlichen Schritten (1. embryonal, 2. fetal), doch eine klare **Zonierung** ist nicht vor der Geburt zu sehen. Fetal ist die Nebenniere (**Geburtsdrüse**) sehr groß und schon tätig, was für die Regulation der Graviditätsdauer sehr wichtig ist (insbesondere bei Wiederkäuern). Kurz vor der Geburt kommt es zur einer Rückbildung, bis die normale Größe der Rinde in der 3-4. Lebenswoche erreicht ist.

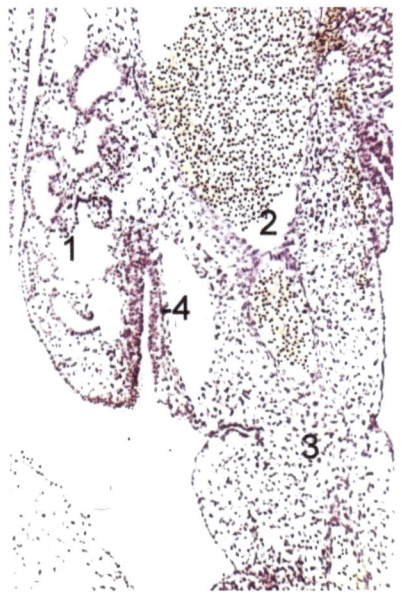

Abb. 84: Katzenembryo, 21 Tage, quer, xx Azan: Mesonephros (1), Aorta, blutgefüllt (2), Gekröse (3), Anlage des Rindenorgans (4).

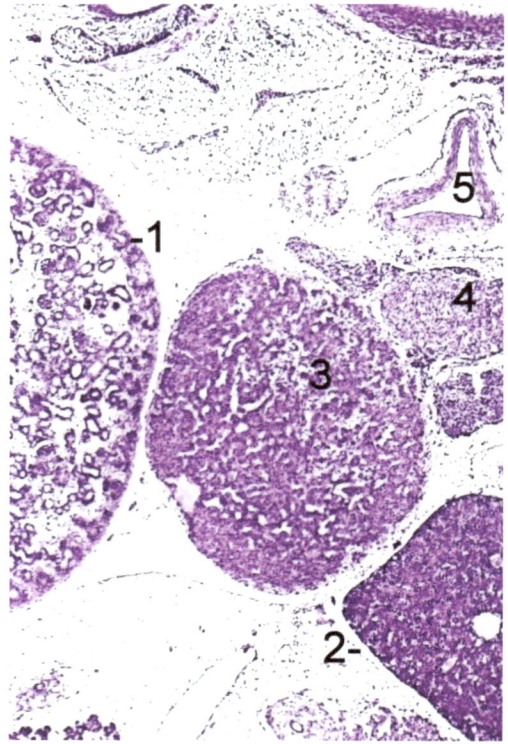

Abb. 85: Katzenembryo, 36 Tage, längs, x HE: Nachniere (1), Leber (2), proliferie-
rende Rinde (3) in Kontakt mit der Markanlage (4).

Schilddrüse und Nebenschilddrüsen

Diese endokrinen Drüsen sind Derivate des primitiven, **entodermalen
Pharynx**, die Nebenschilddrüsen aus den **3. und 4. Schlundtaschen** und
die Schilddrüse aus der **Hypobranchialplatte**. Die Schilddrüse senkt sich
vom Boden ein, schnürt sich zu Bläschen, ist aber noch eine Weile über den
Ductus thyreoglossus mit dem Pharynx verbunden; sie entsteht also wie
eine exokrine Drüse.

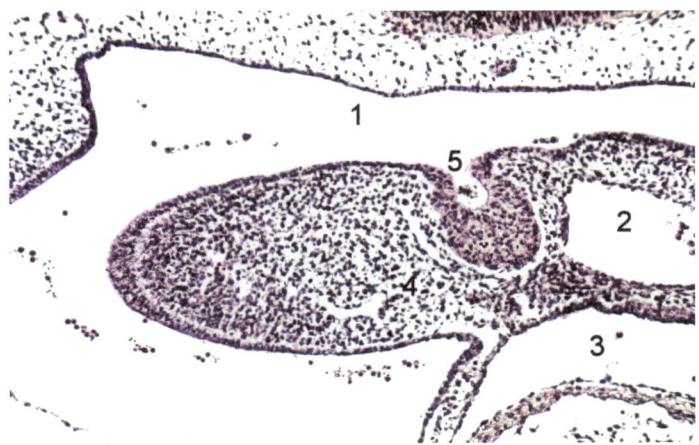

Abb. 86: Katzenembryo, 17 Tage, längs, xx HE: primitiver Pharynx (1), 3. Kiemenbogenarterie (2), Pericardhöhle (3), erster Kiemenbogen (4), Schilddrüsenanlage (5).

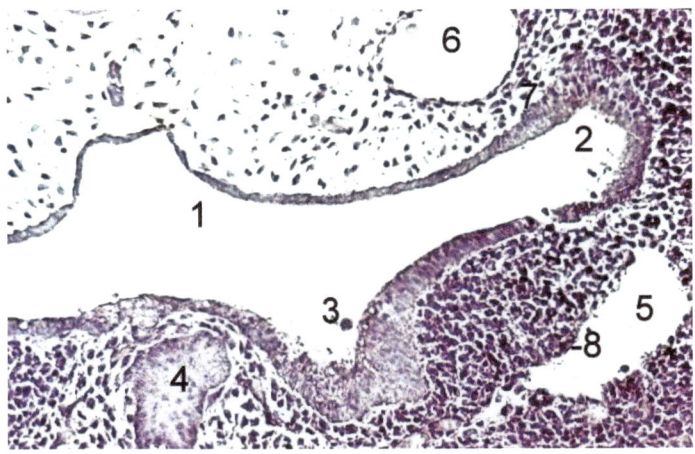

Abb. 87: Pferdeembryo, 21 Tage, quer, xx HE: primitive Pharynx (1), dorsale Bucht der 3. Schlundtasche mit der Nebenschilddrüsenanlage (2), ventrale Bucht der 3. Schlundtasche (3), Schilddrüsenanlage (4), 3. Kiemenbogenarterie (5), dorsale Aorta (6), Thymusanlage (8).

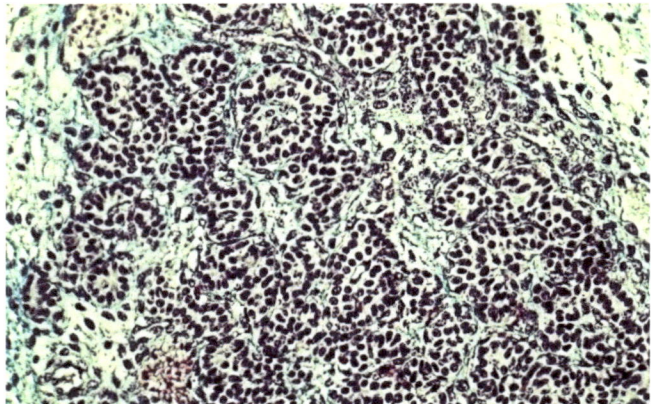

Abb. 88: Rinderembryo, 22 cm SSL, xx Trichrome: Nebenschilddrüsenanlage mit proliferierenden Zellsträngen und Follikelanlagen.

Schon mit 14 Tagen bilden sich Zellstränge in den Anlagen, die in das branchiale und hypobranchiale Mesenchym wuchern.

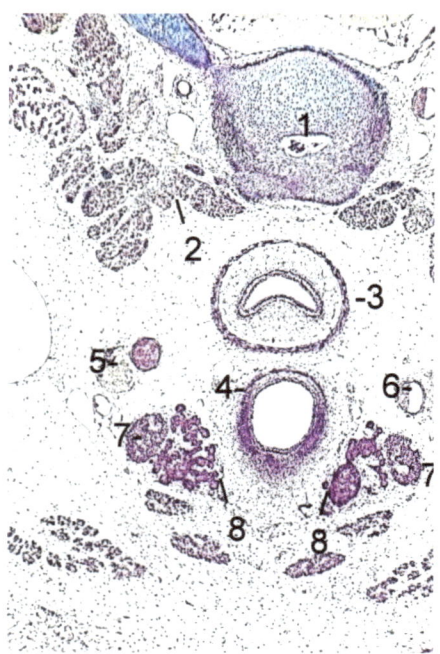

Fig. 89: Katzenembryo, 29 Tage, quer, xx Trichrome: Wirbelanlage (1), Muskelblastem (2), Oesophagus (3), Trachea (4), Ggl. nodosum (5), Carotis (6), Nebenschilddrüsen (7), Schilddrüsen (8).

Durch das Wachstum von Oesophagus und Trachea werden die Anlagen der Schilddrüse und der Nebenschilddrüsen zusammengedrängt und erhalten so Kontakt in der **frühen Topogenese**. Um den 33. Tag werden die Nebenschilddrüsen und der Ultimobranchialkörper in die Schilddrüse mit einbezogen, während die **Thymusanlagen** der Schlundtaschen sich rasch am Hals ausbreiten. Um den 38. Tag produziert die Schilddrüse bei der Katze schon Thyreoglobulin in **primitiven Follikeln**. Der ultimobranchiale Körper liefert die **C-Zellen** an den Follikeln.

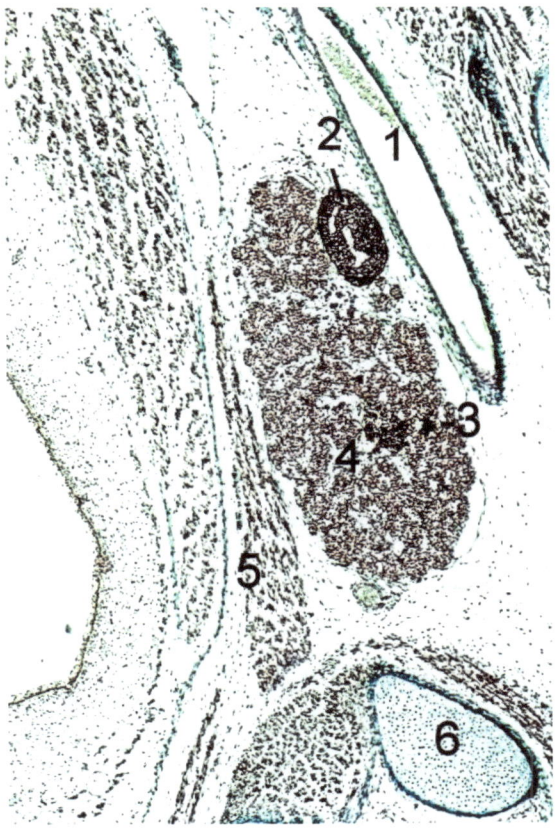

Abb. 90: Katzenembryo, 36 Tage, längs, x Trichrome: Carotis (1), Nebenschilddrüse (2), Ultimobranchialkörper (3), Schilddrüse (4), Hyoidmuskeln (5), knorplige Claviculaanlage (6).

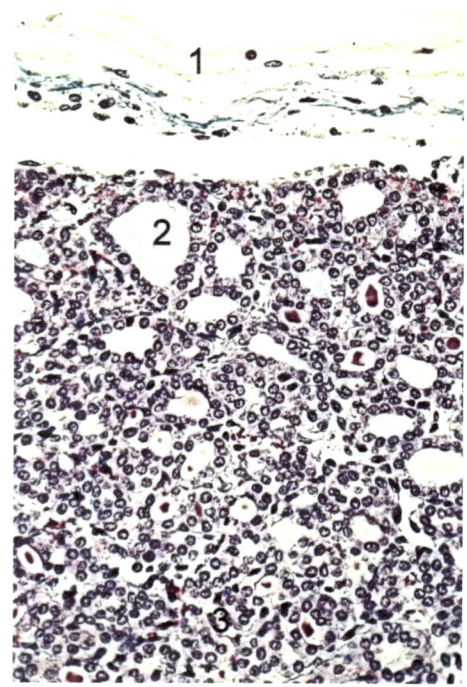

Abb. 91: Schafembryo, 17,5 cm SSL, quer, xx Trichrome: Kapsel (1), primitive Follikel mit Thyreoglobolin (2), Zellstränge der Nebenschilddrüse (3).

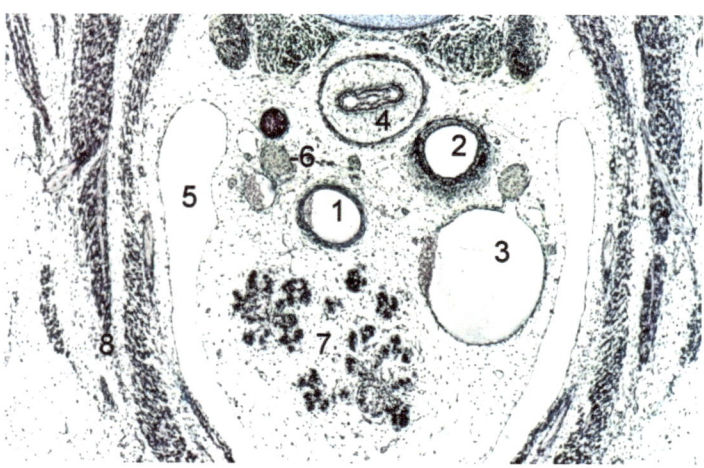

Abb. 92: Katzenembryo, 29 Tage, quer, x Trichrome: Truncus brachio-cephalicus (1), Trachea (2), V. cava cranialis (3), Oesophagus (4), Pleural-höhle (5), Ggl. nodosum n. vagi (6), Thymus (7), Intercostalmuskulatur (8).

Haut und Hautderivate

Nach der Abtrennung des neuralen Ektoderms bildet das übrige **Ektoderm die Epidermis** der Haut und alle epidermalen Hautorgane. Das **Corium** und die **Hypodermis** (Subcutis) sind mesodermal (Dermatom). Zunächst besteht das Ektoderm nur aus einer Zellschicht, doch bald wird eine oberflächliche Schicht, das **Periderm** (Epitrichium) dazugebildet. Auch wenn weitere Schichten über einer primitiven Basalmembran dazukommen, bleibt das Periderm als Schutzschicht bis zur Geburt erhalten.

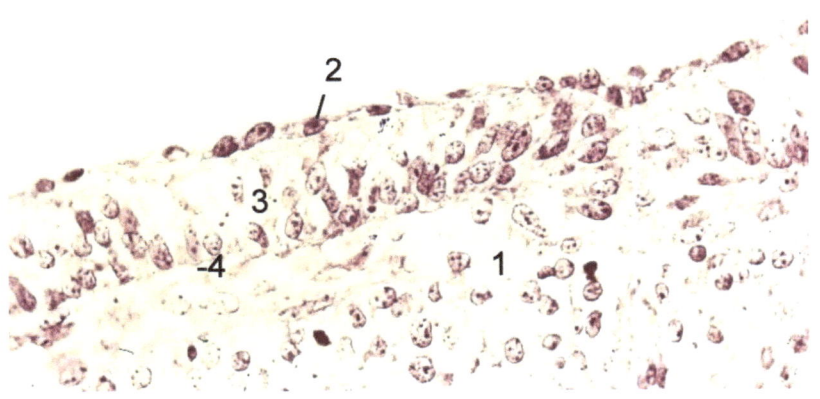

Abb. 93: Katzenembryo, 30 Tage, quer, x HE: Corium (1), Periderm (2), Epithelschichten (3), primitive Basalmembran (4).

Erst fetal, im dritten Trimester der Gravidität, entwickeln sich Anhangsorgane wie Haare und Drüsen aus **epithelialen Haarkeimen**. Aus der Basalschicht sprossen die Haarkeime in das darunterliegende Mesenchym. Sie verlängern sich und werden zu **Kolbenhaaren** (wegen der Form so genannt), die distal schon die Anlage der **Talg- und Schweißdrüsen** in sich tragen. Die ersten Haare sind die **Sinushaare**, die in der Kopfregion entstehen. Später keratinisiert der Haarschaft im Inneren der Anlagen, während die äußeren Zellen zur Wurzelscheide werden. Das umliegende Mesenchym kondensiert sich um die Anlagen zum Haarfollikel.

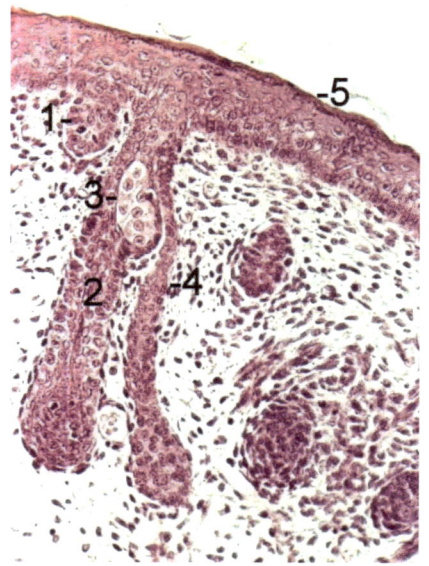

Abb. 94: Katzenembryo, 53 Tage, quer, xx HE: Haarkeim (1), Kolbenhaar (2), Talgdrüsenanlage (3), Schweißdrüsenanlage (4), Periderm (5).

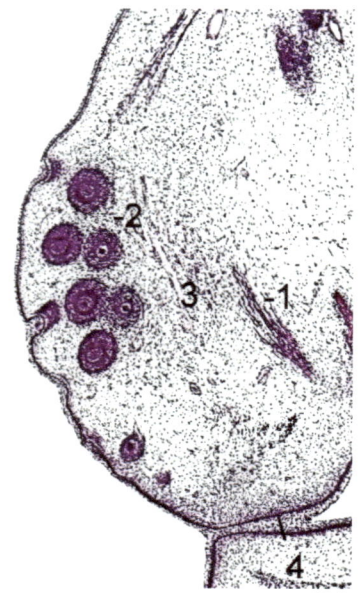

Abb. 95: Katzenembryo, 33 Tage, x Trichrome: Oberlid mit Muskelanlagen (1), Sinushaaranlagen (2), N. lacrimalis (3), Lidsynechie (4).

Unabhängig von Haaren entstehen Duftdrüsen und die Milchdrüse im letzten Trimester. Die Drüsenanlagen der Milchdrüse liegen entlang der sogenannten **Milchleiste**, einer epidermalen Verdickung, die schon mit 24 Tagen auftritt. Die Anlagen, **Mammarknospen**, stellen Epithelverdickungen dar. Sie sind artspezifisch in der Zahl, entsprechend der Zahl der späteren Drüsenkörpern und Zitzen. Erst in der fetalen Histogenese wachsen von ihnen Epithelsprosse in die Tiefe, die Anlage der **Sinus** und **Milchgänge**. Die Zitzenbildung ist bei Pferd und Wiederkäuer mit einer starken Proliferation verbunden (**Proliferationszitzen**), beim Fleischfresser und Schwein fehlt diese Proliferation, es liegen **Eversionszitzen** vor.

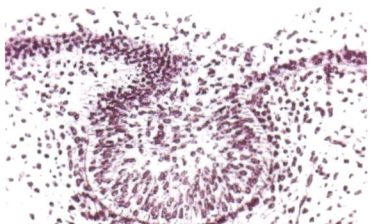

Abb. 96: Mammarknospe, Schaf, 3 cm SSL, xx HE.

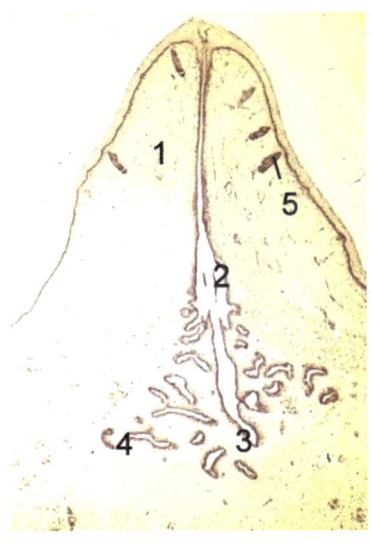

Abb. 97: Zitze, Schafembryo, 20 cm SSL, x HE: Proliferationspapille (1), Ductus papillaris und Zisterne (2), bereits kanalisierte Milchgänge (3) und solide Zellsprosse (4), Haaranlagen (5).

Krallen

Krallen sind wie Hufe und Klauen ebenfalls epidermale Organe. Bereits im 2. Trimester faltet sich die Epidermis im distalen Extremitätenbereich zu einer unguicularen Leiste. Die darunterliegende Dermis verschmilzt mit dem Periost. Im 3.Trimester entwickeln sich Längsinterdigitationen der Epidermis und die Lateralwand wird komprimiert und beginnt zu verhornen. Das Krallenbein verknöchert desmal.

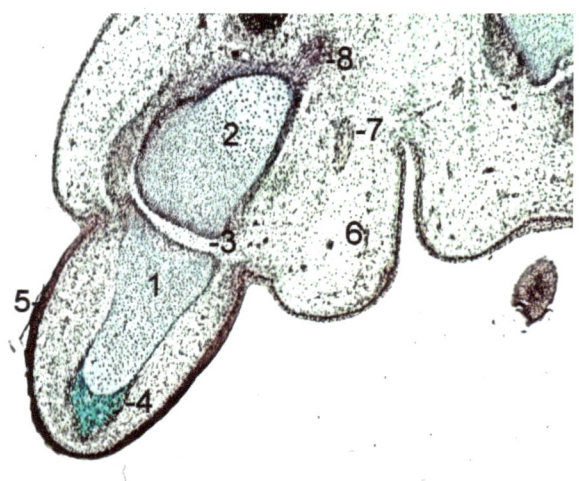

Abb. 98: Kralle, Katzenembryo, 34 Tage, xx Trichrom: Knorpel der distalen (1) und mittleren Phalanx(2), das distale Phangealgelenk (3), desmale Knochenspitze der distalen Phalanx (4), spätere Krallenwand (5), Zehenballen (6), Zehennerv (7), Strecksehne (8).

Der Bewegungsapparat

Das Skelett

Die pränatale Entwicklung des Skeletts hat drei Hauptphasen: das Mesenchymskelett, das Knorpelskelett und das knöcherne Skelett. Das **Mesenchymskelett** ist durch die Chorda dorsalis (ab 11. Tag), die Somiten (ab 13. Tag), die Kiemenbogen und die Extremitätenknospen (ab 18. Tag) charakterisiert. Das **Knorpelskelett** erscheint bereits im Stadium 14 (22 Tage) bei der Katze und erster **Knochen** entsteht perichondral und enchondral mit 26-30 Tagen (Stadium 16/17 bei der Katze).

Das Achsenskelett

Die Wirbelsäule

Das paraxiale Mesoderm stellt die Somiten dar, die **Urwirbel**, die in kranio-kaudaler Sequenz entstehen. Mit 17 Tagen werden sie von vorn beginnend zu einem äußeren **Dermatomyotom** und einem inneren, locker liegenden Zellhaufen, dem **Sklerotom**, transformiert.

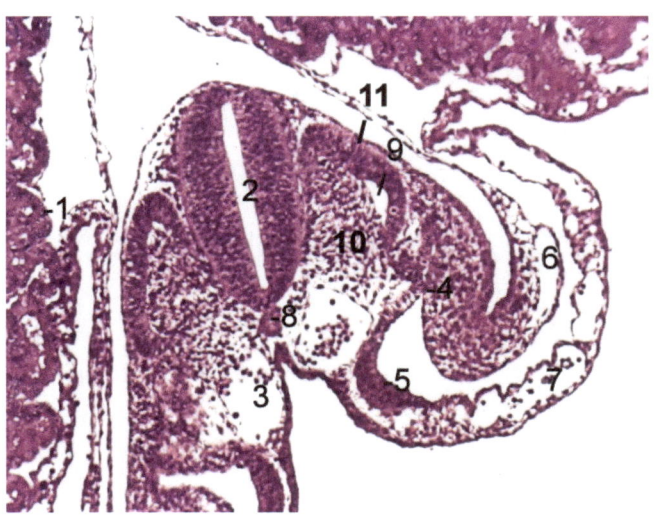

Abb. 99: Katzenembryo, 19 Tage, quer, xx HE: Plazenta (1), Neuralrohr (2), Aorta (3), Somitenstiel (4), Mesothel und Coelom (5), Somatopleura (6), Visceropleura (7), Chorda dorsalis (8), Somatocoel (9), Sclerotom (10), Dermatomyotom (11).

Die Sklerotomzellen wandern ventromedial um das Neuralrohr und schließen die Chorda ein. Die kaudale Portion jeden Sklerotoms vereinigt sich mit der kranialen Portion des Folgenden. In dieser Weise entstehen die mesenchymalen **Wirbelanlagen** um ein halbes Segment gegen die Urwirbel versetzt, also **intersegmental**. Der Kranialteil des ersten cervikalen Sklerotoms vereinigt sich mit dem letzten occipitalen Sklerotomteil. Die eingeschlossene Chorda bildet später den **Nucleus pulposus** der Zwischenwirbelscheiben. Die Sklerotome werden nun zu Knorpel transformiert. Die knorpligen Wirbelbogen sind dorsal noch offen.

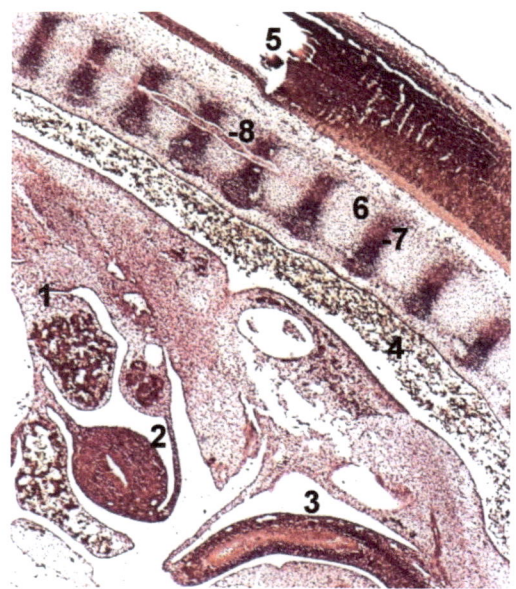

Abb. 100: Katzenembryo, 28 Tage, längs, x HE: Leber (1), Magen (2), Sinus urogenitalis und A. umbilicalis (3), Aorta (4), Neuralrohr (5), Wirbelanlage (6), Zwischenwirbelscheibe (7), Chordareste (8).

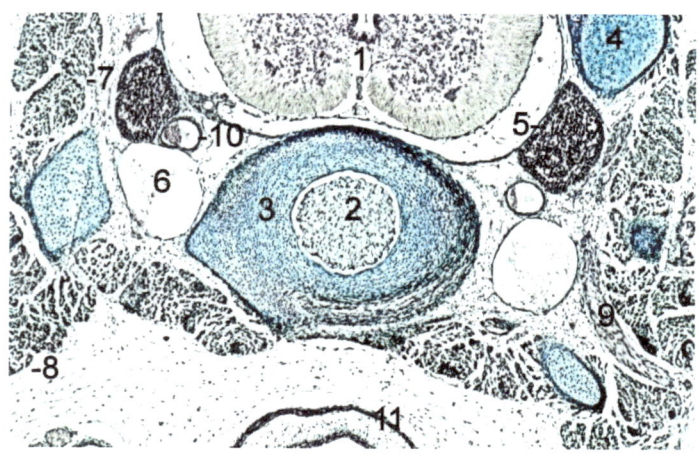

Abb. 101: Katzenembryo, 34 Tage, quer, xx Trichrome: primitives Rückenmark (1), Chordareste (2), knorpliger Wirbelkörper (3), knorpligen Wirbelfortsätze (4), Spinalganglion (5), Wirbelplexus (6), epaxiale Myoblasten (7), hypaxiale Myoblasten (8), Spinalnerv (9), A. vertebralis (10), Oesophagus (11).

Rippen und Sternum

Primäre Verknöcherungszentren treten je eins im Körper und je eins in jeder Bogenbasis ab dem 26.-30. Tag bei der Katze auf. Die Ossifikation breitet sich aus, die Zentren sind aber immer noch durch Knorpelreste isoliert. Erst nach der Geburt verschmelzen die Zentren. Die **Rippen** entwikkeln sich aus dem Mesenchymfortsätzen der Brustwirbel durch enchondrale Ossifikation. Die **Sternebrae** entstehen ebenfalls durch enchondrale Ossifikation je eines Zentrums aus bilateralen Mesenchym (Knorpel) -blöcken.

Das Gliedmaßenskelett

Das mesenchymale Model der Gliedmaße wird innerhalb der **Extremitätenknospen** in einer sehr komplizierten Weise, beeinflußt durch verschiedene Induktionsfaktoren wie die **apical ectodermal ridge** (AER), die **polarisierenden Zonen** und **apoptotische Vorgänge** geformt. Bereits mit 22 Tagen wird das Mesenchymskelett schrittweise in das Knorpelskelett überführt, was schon äußerlich sichtbar wird.

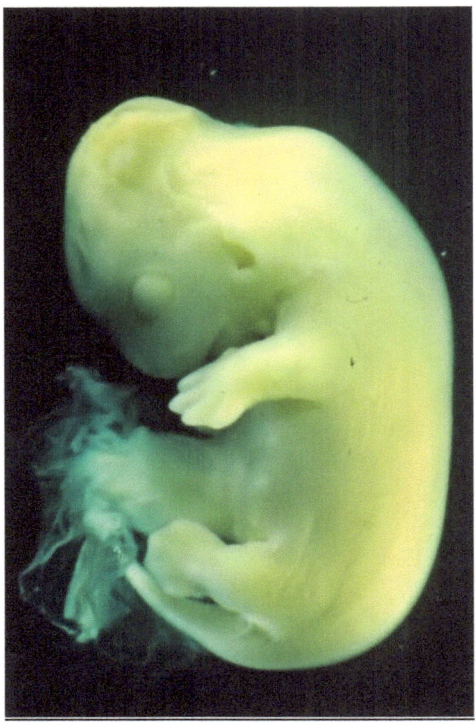

Abb. 102: Katzenembryo, 25 Tage mit dem Knorpelskelett innerhalb der Extremitätenanlagen.

Das weitere Wachstum des Knorpelskeletts geschieht durch **interstitielles Knorpelwachstum** und **appositionelles Wachstum** vom Perichondrium aus. Ab dem 26. Tag kommt es zur peri- und enchondralen Ossifikation. Das Auftreten der primären Zentren variiert natürlich bei verschiedenen Spezies, allgemein entstehen sie vor der Mitte der Gravidität.

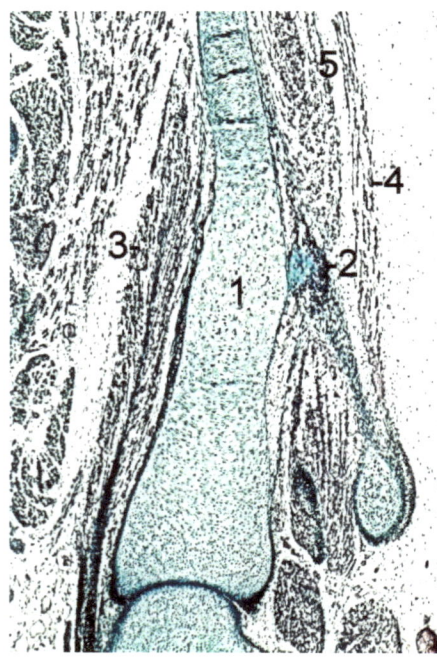

Abb. 103: Katzenembryo, 31 Tage, quer, xx Trichrome: Knorpelmodel der Scapula (1), desmale Knochenbildung in der Spina scapulae (2), Myoblasten der Mm. subscapularis, supraspinatus und deltoideus (4).

Der Schädel

Das Mesenchymmodel wird von mesodermalem und mesektodermalem Material gebildet (**Desmocranium**). Das mesodermale Material stammt aus den **occipitale Sclerotomen**, das mesektodermale Material kommt aus der **Neuralleiste** über die Kiemenbogen. Das Knorpelmodell entsteht an der Schädelbasis in Form einzelner Knorpelteile, die schließlich zum **Chondrocranium** verschmelzen. Dort wird später Knochen durch enchondrale Verknöcherung gebildet (**Ersatzknochen**). Die **Synchondrosis** spheno-occipitalis zwischen Basisphenoid und Os occipitale ist eine wichtige Stelle für das weitere Längenwachstum des Schädels. Das Schädeldach entsteht durch desmale Ossifikation direkt aus dem Mesenchymskelett (**Belegknochen**).

Die Muskulatur

Die meisten Muskeln sind mesodermaler Herkunft. Ausnahme sind Muskeln im Kopfbereich und die Myoepithelzellen, die ektodermal sind. **Glatte Muskulatur** entwickelt sich an verschiedenen Stellen der Splanchnopleura. Glatte Muskelzellen behalten ihre Teilungsfähigkeit. **Herzmuskulatur** entsteht an den Endothelrohren der Herzanlage (Herzgelee). Die **quergestreiften Skelettmuskulatur** stammt von den Somiten, dem lateralen Mesoderm oder den Kiemenbogen. Bald nach ihrer Entstehung teilen sich die Somiten in das Dermatomyotom und das Sklerotom. Erstere gliedert sich später in das **Myotom** für die Muskulatur und das **Dermatom**, welches das Bindegewebe der Dermis und Hypodermis entwickelt. Wie schon beschrieben, entstehen die Wirbelanlagen intersegmental, betrachtet man Somitenursprung. Die Myotome behalten dagegen ihre **segmentale Anordnung**, so daß sie die späteren Wirbelanlage überbrücken und verbinden. Mit etwa 17 Tagen gliedern sich bei der Katze die Myotome in eine dorsale Portion (Epimer) und eine ventrale Portion (Hypomer) für die epaxialen und hypaxialen Muskelanlagen.

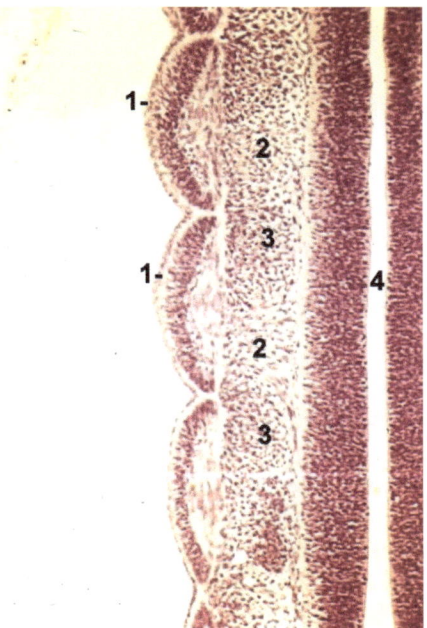

Abb. 104: Katzenembryo, 17 Tage, horizontal, xx HE: Dermatomyotom (1), Kaudalteil (2), Kranialteil der Sklerotome formen die Wirbelanlagen (3), Neuralrohr (4).

Entsprechend werden Erstere durch die Dorsaläste, Letztere durch Ventraläste der Spinalnerven versorgt. Die Somatopleura ist der Ursprung der **Brust- und Bauchmuskeln**. Die **Extremitätenmuskeln** entstehen aus Ausläufern des lateralen Mesoderms. Die Kiemenbogen sind der Ursprung für die **Kau-, Facialis-, Pharynx-, Gaumen-, und Kehlkopfmuskulatur**. Die **Zungenmuskeln** sind hypobranchial. Diese Muskelblasteme bestehen zunächst aus sich rasch teilenden **Myoblasten** mit zentralem Kern. **Fusion von Myoblasten** führt zur Bildung der multinukleären **Myozyten** oder Muskelfasern. Die Zahl der Muskelfasern wird pränatal festgelegt. **Sehnen, Bänder und Sehnenscheiden** entstehen unabhängig aus dem Mesenchym und schaffen erst sekundär die Verbindung zur Muskulatur.

Fetogenese und Histogenese

Mit 28- 32 Tagen beginnt die Fetogenese (Periodus fetalis initialis) bei der Katze. Während dreier unterscheidbarer Stadien (17-19) wächst der Fetus äußerlich stark, während im Inneren bereits viele Organanlagen mit der Differenzierung begonnen haben. Wenn zwischen dem 44.-48. Tag (Stadium 20-22) bei der Katze alle Organanlagen vorhanden sind und die Differenzierung eingesetzt hat, beginnt die eigentliche **Fetalperiode** (Periodus fetalis definitiva) mit der **Histogenese**. Am Ende steht im Stadium 22 die Prenatalperiode, die bei der Katze um den 58.-66. Tag mit der Geburt endet. Dann beginnt die Postnatalperiode mit weiteren Reifungs- und Differenzierungsvorgängen. Pre- und Postnatalperiode werden auch als Perinatalperiode zusammengefaßt. Mit etwa einem dreiviertel Jahr ist die Katze mit Abschluß der Pubertalperiode bzw. Geschlechtsreife ausgewachsen. Die Zuchtreife ist aber erst mit 1 1/2 Jahren erreicht.

Aus Gründen der Übersicht sind bei der Organogenese meist schon die wichtigsten Differenzierungen der Fetogenese geschildert worden, sodaß wir hier mit der Beschreibung die weiteren Vorgänge der Fetalperiode die Schilderung der Histogenese fortsetzten können. Der frühe Fetus hat schon den typischen Kopf. Bei der Katze mit einer spitzen Ohranlage. Die Augen sind durch rasch gewachsenen Lidanlagen geschlossen. Kinnpolster und Sinushaaranlagen sind bereits vorhanden. Der Hals ist noch kurz, der Rücken mit leichter Lordose, der Bauch trägt die Mammarknospen und alle Abschnitte der Gliedmaßen sind bereits angelegt. Fuß und Pfote sind **proniert**, mit bereits separierten **Finger- bzw. Zehen** gliedern, die schon die **Ballen- und Krallenanlagen** aufweisen. Das äußere Genital ist noch undifferenziert.

Im Inneren sind alle Organe und Gewebe in Differenzierung, deutlich am Herzen und dem Gefäßsystem zu sehen. Die Milz ist noch kompakt.

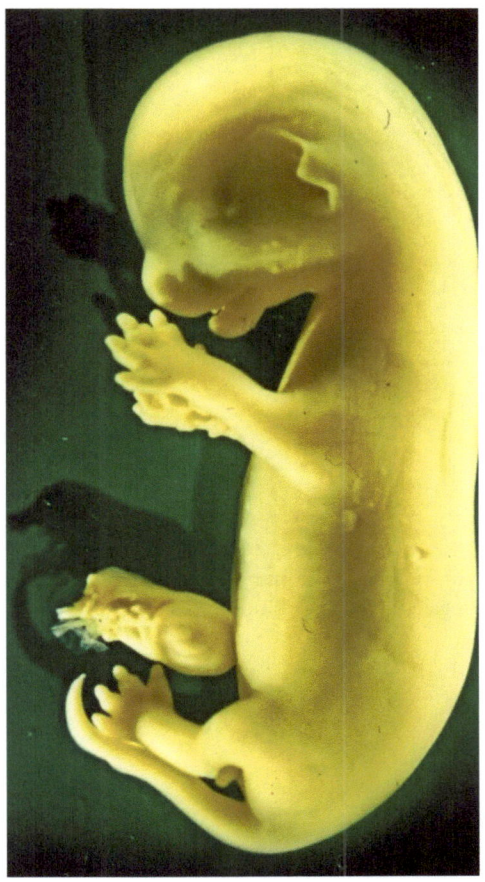

Abb. 105: Früher Fetus der Katze (Stadium 18, 3,5 cm SSL).

Die Speicheldrüsen und Zähne sind wie geschildert in Bildung. Durch die
Wanddifferenzierung ist der Oesophagus eng. Der Magen hat wie der Darm
schon alle Wandschichten. Die Darmzotten werden gebildet. Die Leber
beginnt ihre Lappung und zeigt deutliche Hämatopoese. Die Bauchspei-
cheldrüse zeigt Epithelsprosse und Inselanlagen. Die Nasenhöhle mit
Septum und Nasenmuscheln differnziert sich weiter. Die Kehlkopfknorpel
sind deutlich. Der Gaumen zeigt noch Reste des Ductus craniopharyngeus
und die Anlagen der Gaumenstaffeln. Die Lunge ist im **kanalikulären Stadium**. Die Urniere ist in Rückbildung begriffen, die Nieren zeigen schon
primitive Glomerula. Die Gonaden weisen schon Mark und Rinde auf. Uterus und Blase sind sind angelegt. Das Nervensystem mit den Sinnesorganen
hat sich wie bereits geschildert schon differenziert. Mark- und Rinde der
Nebenniere sind noch getrennt (Weiters siehe Pictures of Embryology).

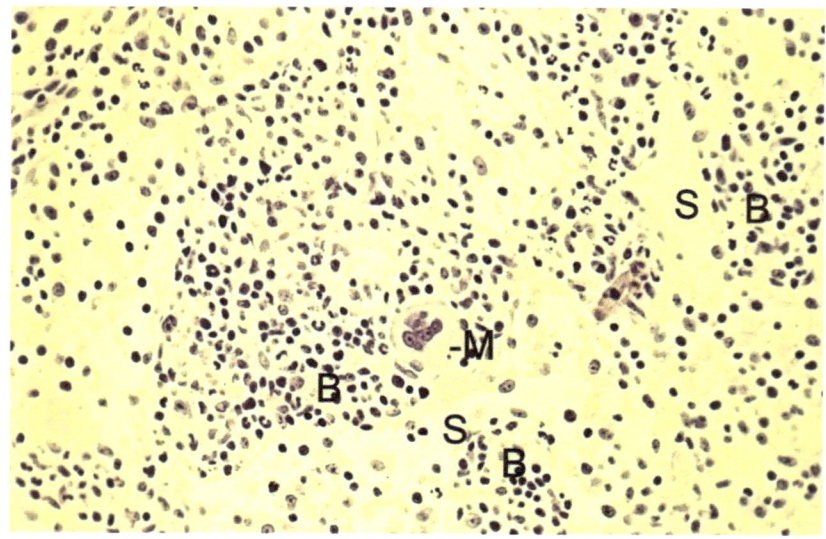

Abb. 106: Lymphknoten, Katze, geburtsreif, xxx HE: Blutbildungsherde (B) im Lymphknoten mit Megakaryozyten (M) und Sinus (S).

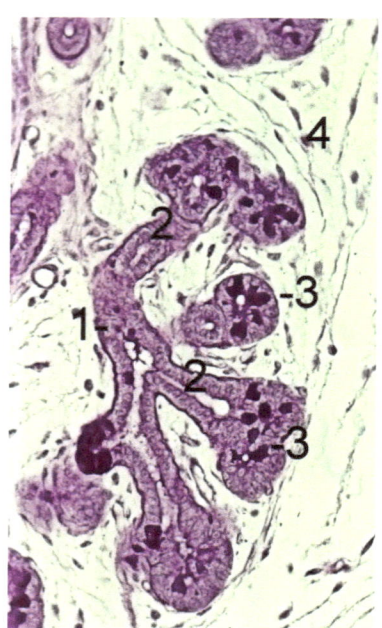

Abb. 107: Mandibularis, Katzenfetus, geburtsreif, xx PAS: mit Ausführungsgängen (1), Drüsensprossen (2) und Anlagen der Endstücke (3) mit PAS-positiven Drüsenzellen im spezifischen Bindegewebe (4).

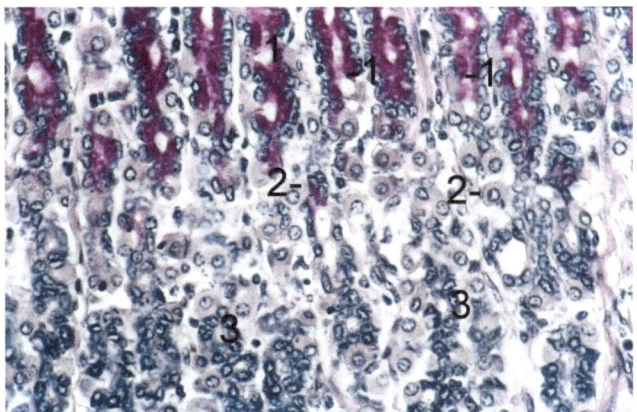

Abb. 108: Fundusdrüsenzone im Labmagen der Katze, geburtsreif, xx Aurantia-PAS: Halszellen (1), Belegzellen (2) und Hauptzellen (3).

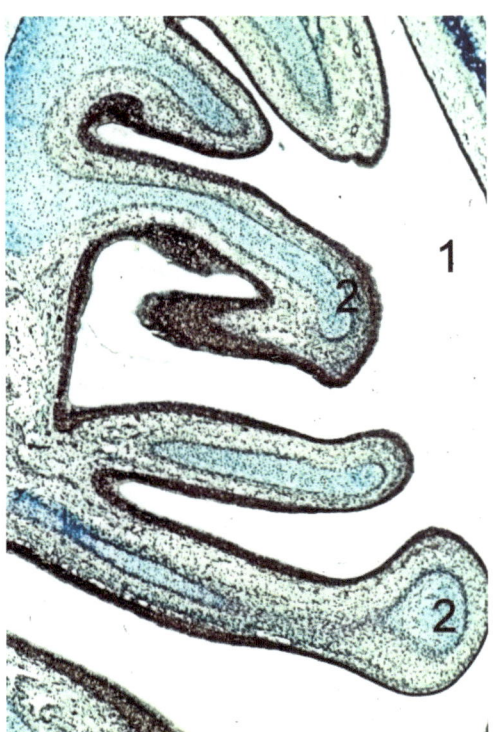

Abb. 109: Nasenhöhle, Katzenfetus, 36 Tage, xx Trichrom: Gemeinsamer Nasengang (1), Nasenmuscheln (2).

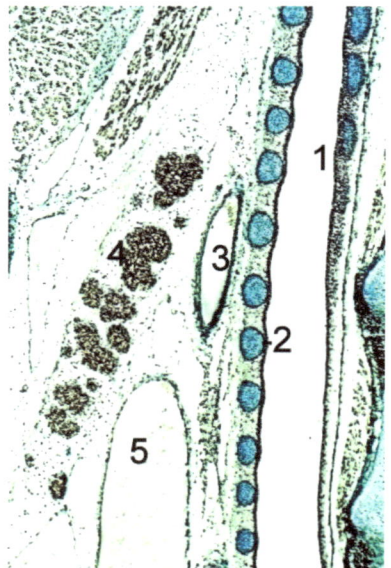

Abb. 110: Trachea, Katzenfetus, 36 Tage, xx Trichrom: Lumen (1), knorplige Anlage der Trachealspangen (2), A. carotis com. (3), Thymusanlage (4), V. jugularis (5).

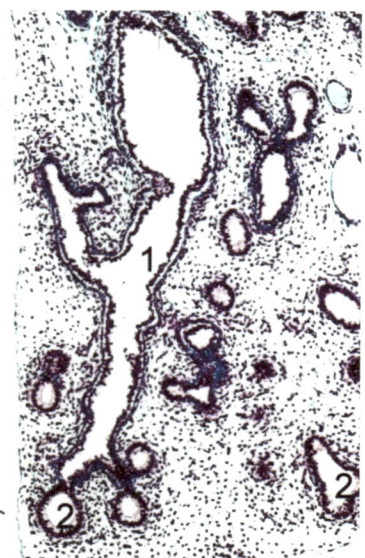

Abb. 111: Lunge, Katzenfetus, 36 Tage, xx Trichrom: Bronchialanlage (1), Gang-
sprosse (2) im späten, pseudoglandulären Stadium.

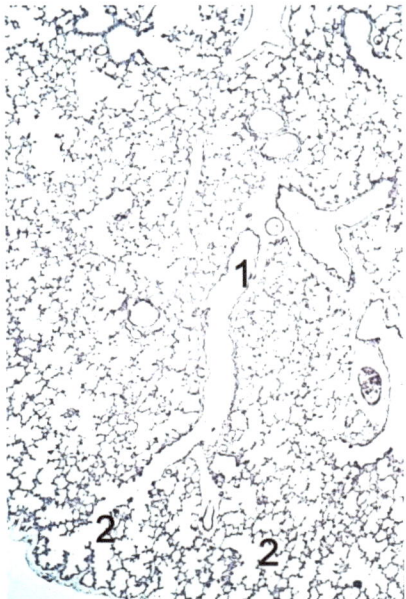

Abb. 112: Lunge, Katzenfetus, 60 Tage, x Trichrom: Bronchialanlage (1) und primitive Ductuli alveolares (2) im alveolären Stadium.

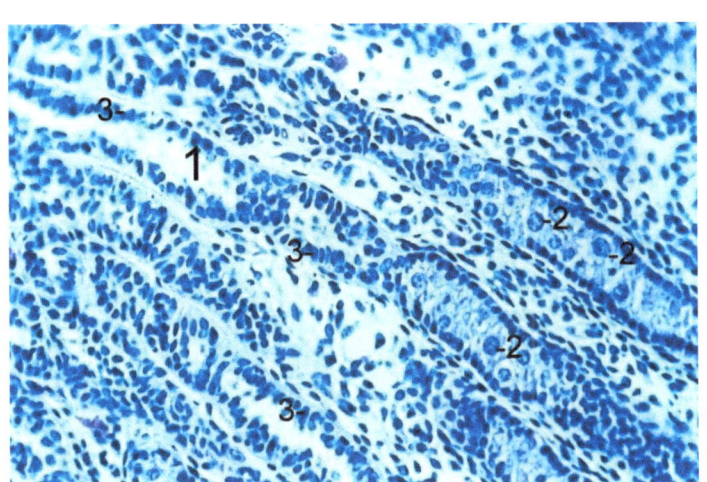

Abb. 113: Hoden, Katzenfetus, geburtsreif, xx Richardson: primitive Hodenkanälchen (1) mit Spermatogonien (2) und Stützzellen (3).

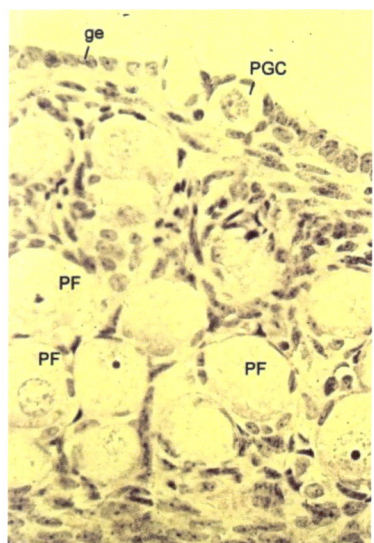

Abb. 114: Ovar Katze, neugeboren, xxx HE: Keimepithel (ge), Gonozyten (PGC), Primordialfollikel (PF).

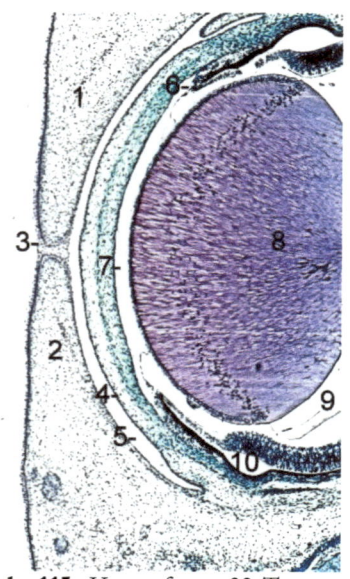

Abb. 115: Katzenfetus, 33 Tage, quer, x Trichrom: Oberlid (1), Unterlid (2), Lidverklebung (3), Cornea (4), Conjunktivalsack (5), Iris (6), Augenkammer (7), Linse (8), Glaskörper (9), Ciliarkörper mit Pars caeca retinae (10).

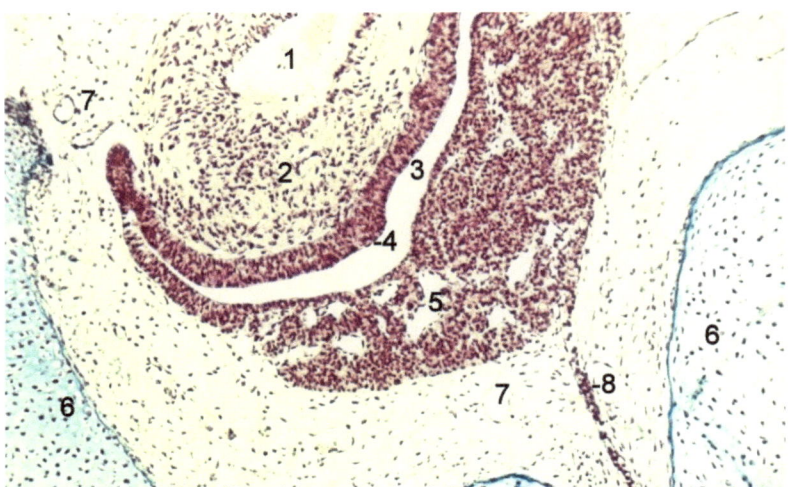

Abb. 116: Katzenfetus, 36 Tage, längs, xx Trichrom: Recessus infundibuli (1), Neurohypophysis (2), Cavum hypophyseus (3), Pars intermedia (4), Pars distalis (5), Cartilago sphenoidalis (6), Mesenchym mit Anlage des Plexus cavernosus (7), Reste des Ductus craniopharyngeus (8).

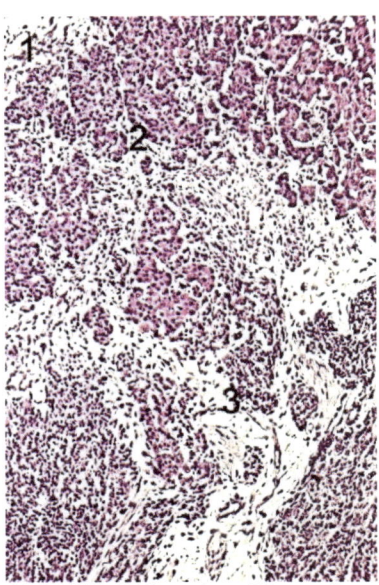

Abb. 117: Nebenniere, Katzenfetus, 37 Tage, x H: primitive Kapsel (1), Rindenanlage (2), Markanlage (3).

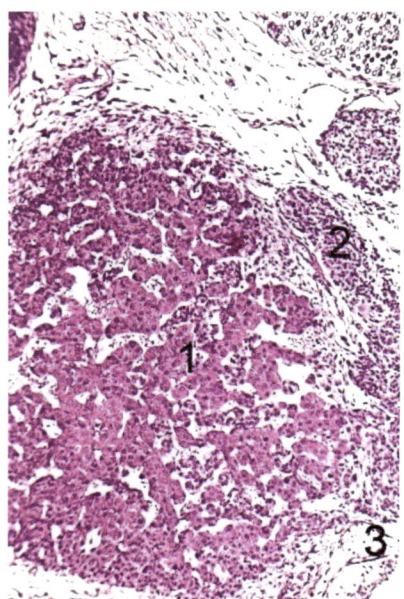

Abb. 118: Nebenniere, Katzenfetus, 55 Tage, quer, xx HE: Zellstränge des Rinden-organs (1), Ganglion (2), angelagertes Mark (3).

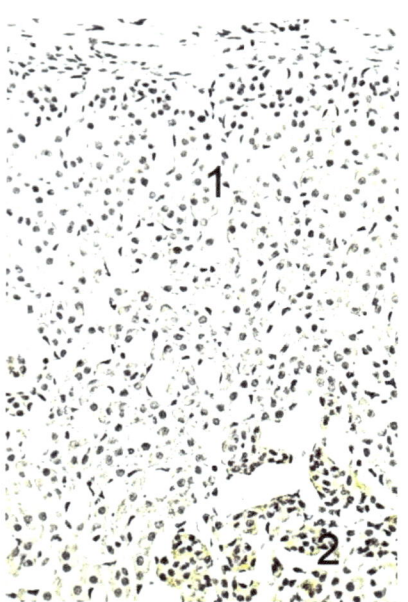

Abb. 119: Nebenniere, Katzenfetus, 58 Tage, xx HE: Rinde mit Epithelsträngen und Kapillaren (1), Mark mit Zellklustern (2).

Der Bewegungsapparat zeigt deutliche Veränderungen. Die Phalangen sind noch knorplig, Stylo- und Zeugopodium schon mit Knochenbildung, ebenso die Metacarpalia, Metatarsalia und das Becken. Das Desmo- und Chondrokranium bilden sich, ebenso die Wirbel und Rippen, Sternebrae. Der frühe Fetus ist noch glatt, die Haaranlagen noch nicht durchgebrochen, während beim späten Fetus die **Haare** durchbrechen. Der erst faltige Frühfetus wird nun samtig.

Während der fetalen Histogenese entwickeln sich mit den Haaren auch die Hautnerven und Hautrezeptoren. Die Unterlippe der Katze ist reich an Haaranlagen und Drüsen, die die **Lippendrüse** der Katze bilden. Kurz vor der Geburt erfahren sie eine starke Proliferation.

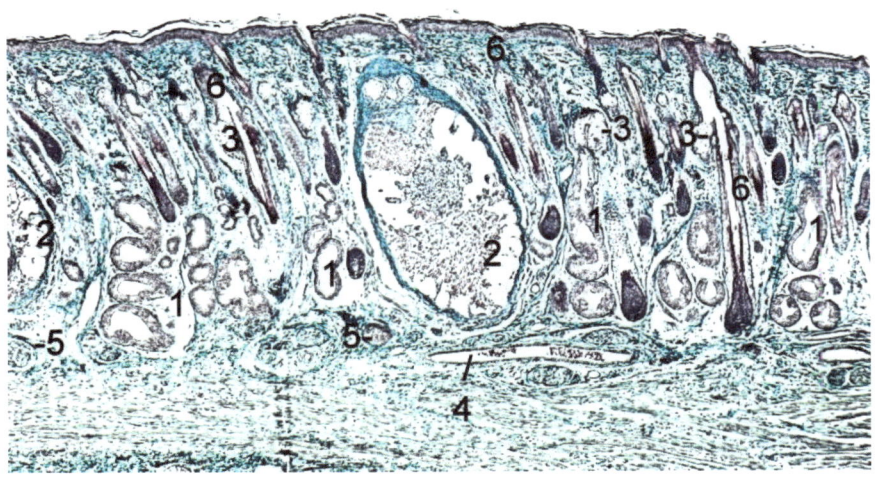

Abb. 120: Katze, neugeboren, Lippendrüse, xx Trichrom: aktivierte Schweißdrüsen (1), Sinushaar (2), Talgdrüse (3), Gefäße (4), Hautnerv (5), Haare vor dem Durchbruch (6).

Die **Duftdrüsen** entstehen unabhängig von Haaren, ebenfalls erst fetal an den Ballen der Extremitäten.

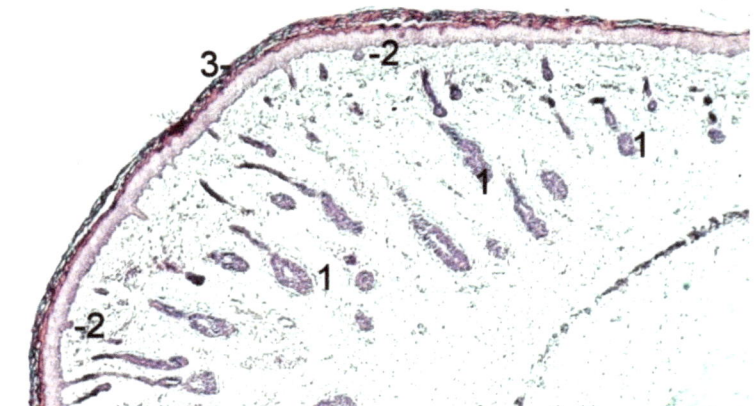

Abb. 121: Zehenballen, Katzenfetus, 53 Tage, x Trichrom: Duftdrüsen (1), solide Drüsenknospen (2), bereits verhornte Epidermis (3).

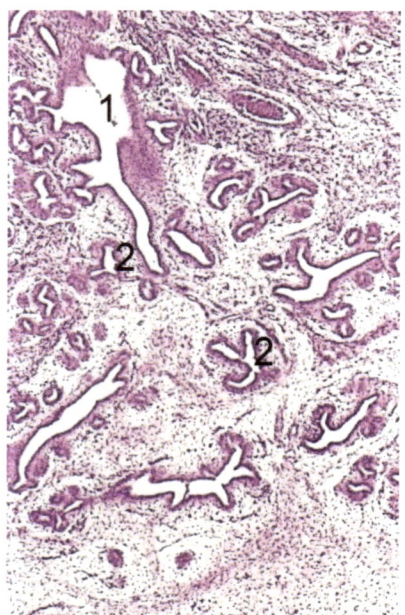

Abb. 122: Milchdrüse, Katzenfetus, geburtsreif, x HE: Drüsenzisterne (1), Drüsengänge (2), primitive Drüsenendstücke (3).

Die **Zunge** steht durch ihre Längenentwicklung vor. Alle Organanlagen entwickelt sich bis zur Geburtsreife und auch der Bewegungsapparat hat sich weiter differenziert.

Das Mesenchymskelett bleibt als **Periost**, in Form verschiedener Bänder,

Gelenkkapseln, Syndesmosen und Zwischenwirbelscheiben erhalten. Das Knorpelskelett reduziert sich bis zur Geburt zu den **Epiphysenfugen** und Felsenbeinknorpeln und überlebt in den laryngealen, trachealen Knorpeln, Gelenkknorpeln, Rippenknorpeln, Sternalknorpeln, Nasenknorpeln und Synchondrosen. Bei der neugeborenen Katze sind alle **primären Verknö-cherungszentren** vorhanden, außer an den Karpal- und distalen Tarsalknochen. Die **sekundären und tertiären Zentren** werden erst postnatal von der 1 Woche bis zum 2. Jahr gebildet. Folgende Übersicht zeigt das zeitliche Auftreten der Knochenkerne am Bewegungsapparat.

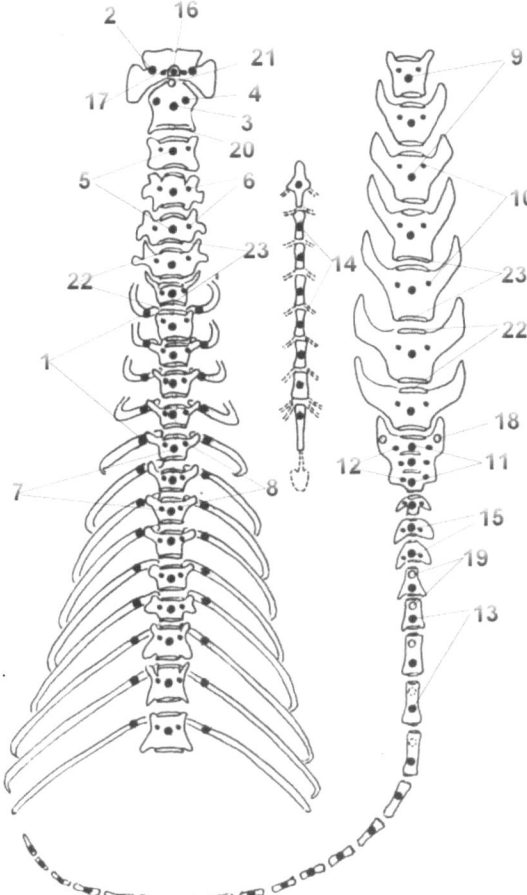

Abb. 123: Verknöcherung des Achsenskeletts der Katze (nach Knospe et al. 2004): Stadium 18 Costae I-XIII (1), Atlas, Arcus dorsalis incl. Alae (2), Axis, Corpus (3), Axis, Arcus (4), Vertebrae cervicales III-VII: Corpus (5), Arcus (6); Vertebrae thoracicae I-XIII: Corpus (7), Arcus (8); Vertebrae lumbales I-VII: Corpus (9), Arcus (10); Vertebrae sacrales I-III: Corpus (11), Arcus (12); Stadium 19 Vertebrae caudales I-XX (XXIII), Corpus (13), Sternebrae I-VIII (14), Vertebrae caudales I-VIII (X), Arcus (15); Stadium 20 Axis, Dens (16); Stadium 21 Atlas, Arcus ventralis (17), Vertebrae sacrales I, Pars lateralis (18); postnatal Vertebrae caudales IV-VI (VIII), Arcus haemales (19), Axis, Epiphysis caudalis (20), Axis, Apophysis versus Dens (21), Vertebrae cervicales (excl. Atlas, Axis), thoracicae, lumbales, sacrales, caudales: Epiphysis cranialis (22) und Epiphysis caudalis (23).

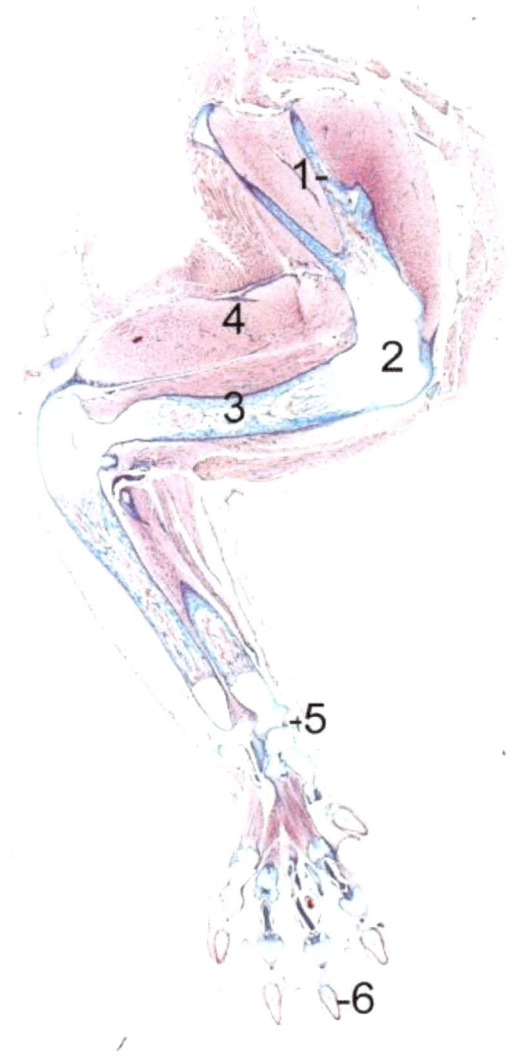

Abb. 124: Katzenfetus, 44 Tage, Längsschnitt durch die Vorderextremität, x Trichrom: Spina scapulae (1), Humerusepiphyse (2), Humerusdiaphyse (3), Blastem des Triceps (4), späteres Karpalgelenk (5), periostaler Knochen des Krallenbeins (6).

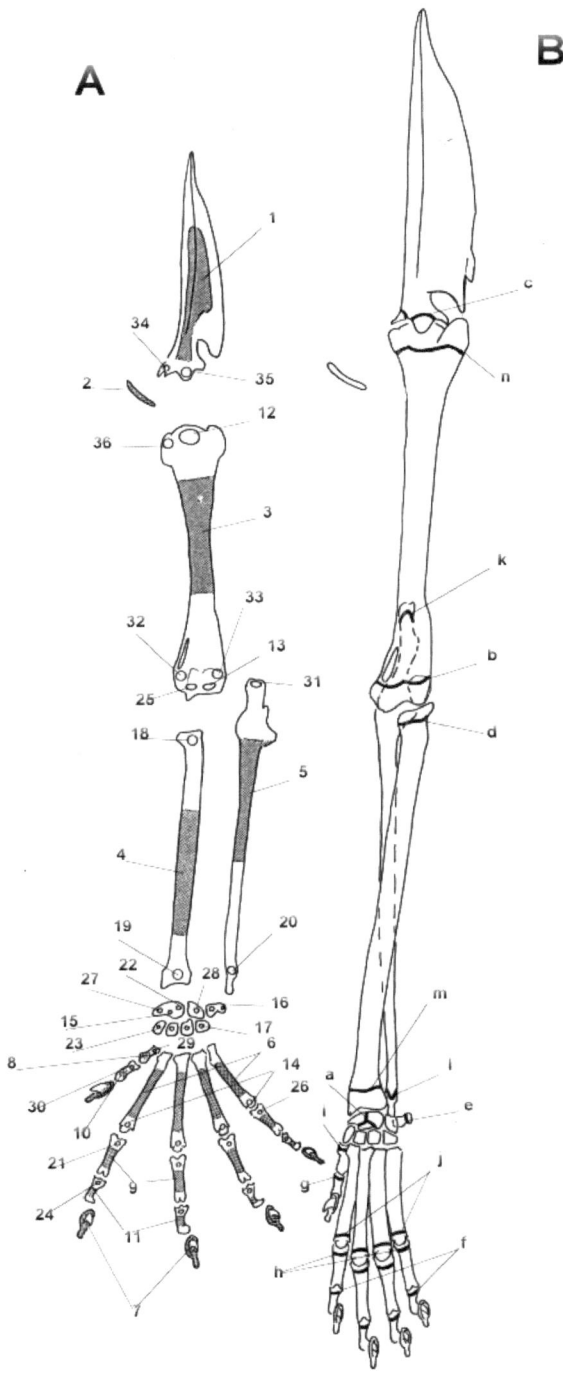

Abb. 125 (vorherige Seite): Ossification der Vordergliedmaße der Katze (nach Knospe et al. 2004): Stadium 17: Scapula (1), Clavicula (2), Diaphyses of Humerus (3), Radius (4) und Ulna (5), Ossa metacarpalia II-V (6), Phalanges distt. I-V (7); Stadium 18: Diaphysis of Os metacarpale I (8) and Phalanges proxx. II-V (9); Stadium 19: Diaphyses of Phalanx prox.I (10) und Phalanges mediae II-V (11);

postnatale Ossification (A): 1-2. Lebenswoche (LW) Caput humeri (12); 2.-3. LW Capitulum humeri (13), dist. Epiphyses of the Ossa metcarpalia II-V (14); 3.-4. LW Os carpi centrale (15), Os carpi accessorium (16), Ossa carpalia II-IV (17), Caput radii (18), Trochlea radii (19), Caput ulnae (20), prox. Epiphyses of Phalanges proxx. II-IV (21); 3.-5. LW Os carpi intermedium (22), Os carpale I (23), prox. Epiphyses of Phalanges mediae II-V (24); 4.-5.LW Trochlea humeri (25), prox. Epiphysis of Phalanx prox. V (26); 4.-6. LW Os carpi radiale (27), Os carpi ulnare (28), prox. Epiphysis of Os metacarpale I (29), prox. Epiphysis of Phalanx prox.I (30); 5.-6. LW Tuber olecrani (31);7.-9. LW Epicondylus medialis humeri (32); 7.-10. LW Epicondylus lateralis humeri (33); 7.-12.LW Proc. coracoideus (34), Tuberculum supraglenoidale (35); 9.-15. Lebensmonat (LM) Ossa sesamoidea proxx.II-V; 10.-16. LW Tuberculum minus humeri (36), 14.-26. LW Os sesamoideum musculi abductoris pollicis longi; 15.-22. LW Os sesamoideum prox. I;

Epiphysenschluß (B): 3.-7. LM Os carpi intermedioradiale (inkl. Os carpi centrale) (a); 4.-7. LM dist. Humerus (b); 5.-6. LM Apophyse der Scapula (c); 5.-7. LM prox. Radius (d); 6.-7. LM Apophyse vom Os carpi accessorium (e); 6.-9. LM prox. Epiphysen der Phalanges mediae II-V (f); 7.-9. LM prox. Epiphysen der Phalanx prox.I (g), Phalanges proxx. II-V (h); 9.-11. LM prox. Os metacarpale I (i); 10.-12. LM dist. Ossa metacarpalia II-V (j); 12.-14. LM Tuber olecrani (k); 19.-22. LM dist. Ulna (l); 19.-25. LM dist. Radius (m); 22.-24. LM prox. Humerus (n).

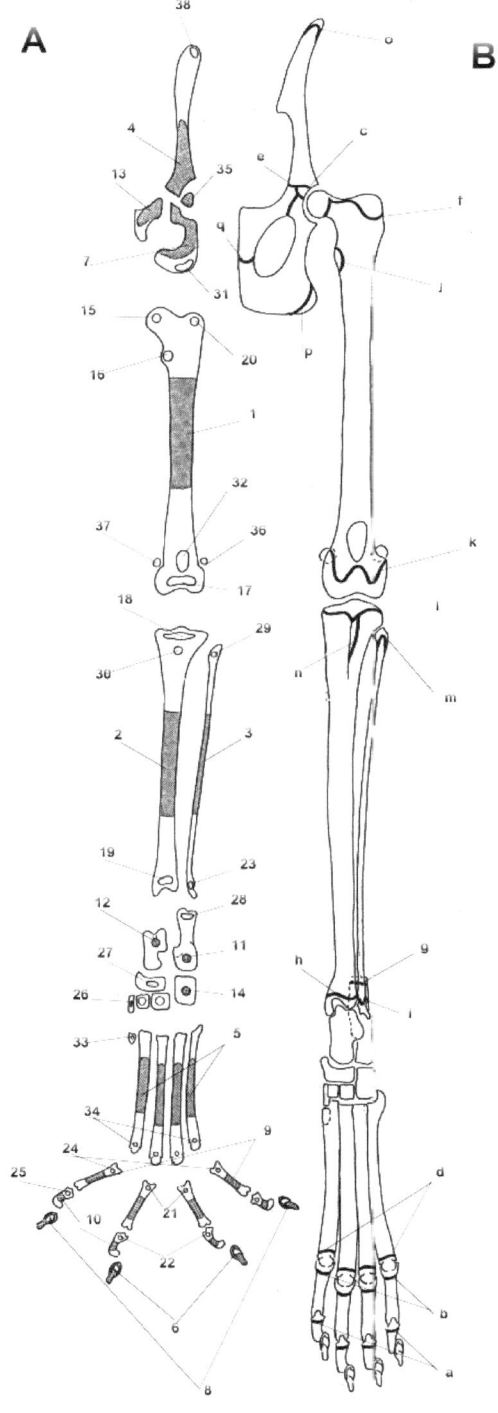

Abb. 126 (vorherige Seite): Ossification der Beckengliedmaße der Katze (nach Knospe et al. 2004): Stadium 17 Diaphyse des Os femoris (1), Tibia (2) und Fibula (3), Os ilium (4); Stadium 18 Diaphyse der Ossa metatarsalia II-V (5), Phalanges distt. III and IV (6); Stadium 19 Os ischii (7), Phalanges distales II und V (8); Stadium 20 Diaphysen der Phalanges proxx. II-V (9); Stadium 21 Diaphysen der Phalanges mediae II-V (10), Calcaneus (11), Talus (12), Os pubis (13), Os tarsale IV (14);

postnatale Ossification (A):2.-3. LW Caput ossis femoris (15), Trochanter minor (16), Condylus ossis femoris (17), Condylus tibiae (18); 2.-4. LW Cochlea tibiae (19); 3.-4. LW Trochanter major (20), prox. Epiphysen der Phalanges proxx.III und IV (21) und mediae III and IV (22); 3.-5. LW Malleolus lateralis (23); 4.-5. LW prox. Epiphysen der Phalanges proxx. II und V (24) und mediae II und V (25); 4.-6. LW Ossa tarsalia I-III (26), Os tarsi centrale (27); 5.-7. LW Tuber calcanei (28); 5.-8. LW Caput fibulae (29); 7.-10. LW Tuberositas tibiae (30); 8.-11. LW Tuberculum ischiadicum (31); 8.-15. LW Patella (32);8.-16. LW Os metatarsale I (33), dist. Epiphysen der Ossa metatarsalia II-V (34); 9.-10. LW Os acetabuli (35); 12.-20. LW Os sesamoideum laterale musculi gastrocnemii (36); 20.-26. LW Os sesamoideum musculi poplitei; 20.-26. LW Os sesamoideum mediale musculi gastrocnemii (37); 26.-32. LW Crista iliaca (38);

Ossification der Epiphysenfugen (B): 6.-8. LM prox. Epiphysen der Phalanges mediae II-V (a); 7.-9. LM prox. epiphysis of Phalanges proxx. II-V (b); 8.-9. LM Os coxae, Area acetabuli (c); 10.-12. LM dist. Epiphysen der Ossa metatarsalia II-V (d); 11.-12. LM Epiphyse zwischen Os ischii und Os ilium (e); 11.-14. LM Apophysis Caput ossis femoris und Epiphyse am Trochanter major (f); 11.-15. LM Apophyse des Tuber calcanei (g); 12.-14. LM dist. epiphysis of Tibia (h) und Fibula (i); 12.-15. LM apophysis des Trochanter minor (j); 17.-20. LM Epiphyse des Os femoris (k); 17.-21. LM prox. Epiphyse der Tibia (l) und Fibula (m); 17.-22. LM Apophyse der Tuberositas tibiae (n); 26. LM Apophyse der Crista iliaca (o) und Apophyse des Tuberculum ischiadicum (p); Epihysenfuge zwischen Os ischii und Os pubis (q).

Am Desmokranium bilden einzelne Zentren Spinae in radialer Anordnung, bis die späteren **Suturen** erreicht sind. Größere Lücken bleiben die **Fontanellen** um den Geburtsvorgang zu ermöglichen. Postnatal wird der primäre Knochen (**Osteocranium**) remodelliert mit der Bildung der inneren und äußeren **Platten** und der **Diploe** dazwischen. Einige Gesichtsknochen entstehen auch desmal aber aus dem Mesenchymskelett des Branchialapparats (**Viscerocranium**). Der **Unterkieferknochen** entsteht desmal und enchondral (Meckelscher Knorpel). Die Unterkiefersymphyse verknöchert bei Pferd und Schwein bald nach der Geburt, während bei Wiederkäuern und Fleischfressern die Symphyse für längere Zeit bestehen bleibt. Das **Zungenbein** entwickelt sich aus den Knorpeln des 2. und der folgenden Bogen.

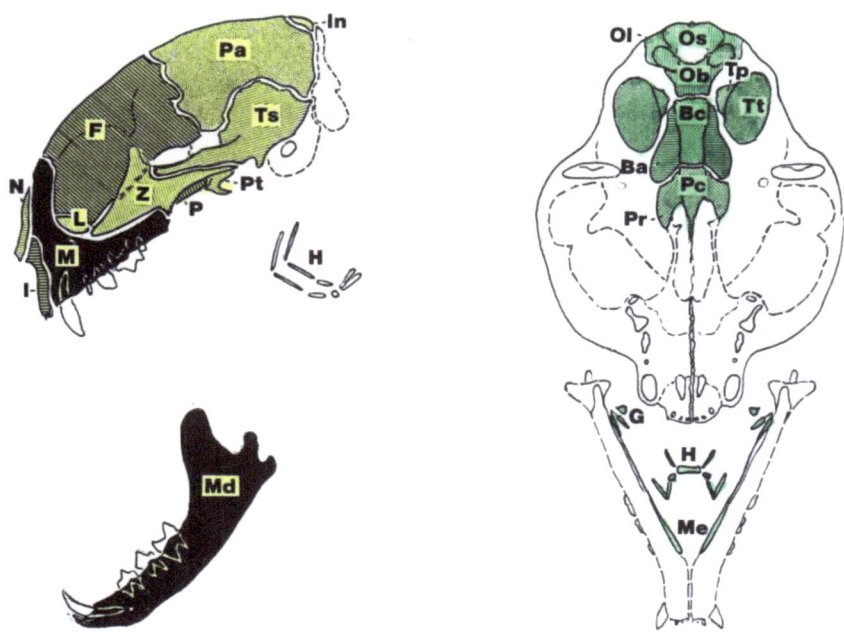

Abb. 127: Die Verknöcherung des Schädels der Katze (nach Knospe et al. 2004): Stadium 17 die Maxilla (M) und Mandibula (Md); Stadium 18 Os frontale (F), Os incisivum (I), Os palatinum (P), Os nasale (N), Os zygomaticum (Z), Os temporale, Pars squamosa (Ts), Os interparietale (In), Vomer, Os occipitale, Pars basilaris (Ob), Pars lateralis (Ol), Squama (Os), Ala basisphenoidalis (Ba), Os pterygoideum (Pt); Stadium 19 Os parietale (Pa), Os temporale, Pars tympanica (Tt), Ala presphenoidalis (Pr); stage 20 Os lacrimale (L), Corpus basisphenoidale (Bc), Corpus presphenoidale (Pc), Os temporale, Pars petrosa (Tp).

Literaturverzeichnis

Für weiterführende Literatur siehe:

Künzel, E. und Knospe, C.: Studienführer Embryologie. 5. ergänzte und erweiterte Auflage. Universitätsdruck FUB 1987.

Knospe, C.: Periods and Stages of the Prenatal Development of the Domestic Cat. Anat. Histol. Embryol. 31, 37-51 (2002).

Knospe, C., H. Roos und B. Vollmerhaus: Zur Entwicklung des Skeletts der Katze. Abstracts XXV. Congress of the European Association of Veterinary Anatomists, Oslo, July 2004.

Stichwortverzeichnis

A und I-Spermatogonien 3

A. centralis retinae 76

A. hyaloidea 76

A. mesenterica cranialis 24

A. pulmonalis 39

A. subclavia 38

A. vitellina 25

Abraxastyp 9

Acardie 37

Achsenskelett 95

Adamantoblasten 49

Akrosomenkappe 9

Akrosomenphase 4

Akrosomenreaktion 15

Allantoamnion 26

Allantochorion 26

allantoide Gefäße 26

Allantois 26

Allantoisblase 26

Allantoisdivertikel 24

Alterschätzung 24

Amboß 79

Amniochorion 26

Amnion 26

Amnionhöhle 25

Amphimixis 16

Ampullen 67

Analmembran 53

anisolecithal 9

Anorektalkanal 53

anovulatorisch 10

Anti-Müller Faktor 67

Antrum 10

Aortenbogen 39

Aortenstenose 37

apical ectodermal ridge 97

Apoptose 97

Appendix testis 67

appositionelles Knorpelwachstum 98

Archencephalon 71

Areolae 30

Arterien 38

Aryfalten 56

Aryenoidschwellungen 45

Ascensus medullae spinalis 74

Ascensus renalis 85

Atmungsapparat 54

atreische Follikel 10

Atrium 35

Augenbecher 76

Augenbecherstiel 76

Augenbläschen 72

Augenlider 77

Augenlider 77

Aurikularhöcker 46

äußere Geschlechtsorgane 69

äußeres Glomerulum 60

äußeres Ohr 78

axiales Mesoderm 21

Basalplatte 73

Bauchmuskeln 100

Beckenteil 53

Befruchtung 15

Belegknochen 98

Bewegungsapparat 94, 109

Blastocoel 17

Blastocyste 17, 18

Blastoderm 18

Blastomere 16, 17

Blastomerula 17

Blastula 17

Blutbildung 40

Blutbildungsinsel 25

Blut-Hoden-Schranke 4

blutige Zyklusphase 11

neurale Boden- und Dachplatte 73

Bogengänge 80

branchiale Placoden 79

Bronchialbaum 56

Brückenbeuge 47, 72

Brunstblutungen 11

Brustmuskeln 100

B-Spermatogien 4

Buccolabiallamellen 49

Bulbourethraldrüse 67

Bulbus cordis 35

Canalis pericardioperitonealis 34

Canalis pleuroperitonealis 58

Carmalaun 22

Carotisbogen 38

Cauda equina 74

Cavum pericardioperitonealis 34, 56

Ceilognathopalatochisis 47

Cervix 68

Chondrocranium 98

Chorda dorsalis 20

Chorioidea 77

Chorion 26

Chorion frondosum 28

Chorion leave 28

Choriongonadotropine 30

Chorionzotten 28

Ciliarkörper 76

Clitoris 70

Cochleartasche 79

Coelom 22

Coelomepithel 42

Copula 44

Corium 91

Cornea 77

Corona radiata 11

Corona radiata 9

Corpus luteum 15

Cyclostomata 60

C-Zellen 46, 89

Darm 52

Darmdrehung 52

Decidua 29

deciduate Plazenten 29

Deciduazellen 31, 32

Dekazitationsfaktoren 15

Delamination 20

Dentallamellen 49

Dermatom 91

Dermatomyotom 95

Descensus cordis 34

Descensus testis 66

Desmocranium 98

Deuterencephalon 71

Diakinese 4

dichotom 49

Dickdarm 43

Dictyotän 9

Diencephalon 72

diöstrisch 10

Diöstrus 10, 11

Diploe 117

Diplotänstadium 4

dorsale Aorten 35

Dottergehalt 9, 17

Dotterkerne 17

Dotterplättchen 16

Dotterpol 17

Dottersack 22

Dottersackplazenta 25, 28

Dottersackstiel 23

Drosophilatyp 9

Drüsen 91

Ductuli paradidymales 67

Ductuli aberrantes 67

Ductuli efferentes 65, 67

Ductus arteriosus (Botalli) 39

Ductus craniopharyngeus 82

Ductus Cuveri 35

Ductus ejaculatorius 67

Ductus mesonephridicus 61

Ductus omphaloentericus 23

Ductus paramesonephridicus 67

Ductus thyreoglossus 45, 87

Ductus venosus (Arantii) 39

Duftdrüsen 93, 109

Ectopia cordis 37

Eiballen 67

Eier 9

Eihäute 25

Eileiter 15, 68

Einnistung 11, 24

Einströmungsteil 23

Eisenhämatoxylin 5

Eisenmenger-Syndrom 37

Ejakulat 3

Ektoblast 20

ektopische Implantation 25

Embryoblasten 17

embryonale Hämatopoese 40

Embryonalentwicklung 24

embryonaler Harnsack 26

embryonales Bindegewebe 28

Embryonalkörper 24

Embryonalperiode 24

Embryotransfer 19

Endhirnbläschen 72

Endokardduplikaturen 35

Endokardkissen 35

Endokardleisten 35

Endokrine Organe 82

endokrine Zellen 73

endolymphatischer Sack 79

Endometrium 11

endotheliochoriale Plazenten 29

Endothelrohre 33

Endothelzellen 33

Entoblast 20

epaxiale Muskulatur 99

Epidermis 91

Epigenesis 19

Epiglottis 56

Epiglottisschwellung 45

Epimer 99

epitheliale Haarkeime 91

epitheliales Retikulum 49

epitheliochoriale Plazenten 29

Epithelkörperchen 46

Epitrichium 91

equal, inequal 17

Erregungsleitungssystem 36

Ersatzknochen 98

erster Kiemenbogen 43

Euplasma 17

Eversionszitzen 93

Exocoel 26

extraembryonales Mesoderm 21

Extremitätenknospen 24

Extremitätenmuskeln 100

Faltamnion 26

Fetogenese 100

Fissura chorioidea 76

Flügelplatte 73

Fohlenbrote 26

Follikelepithel 10

Follikelflüssigkeit 11

Follikelhöhle 11

Follikulogenese 8

Fontanellen 117

Foramen caecum 45

Foramen ovale 35

Fruchthüllen 24, 25, 30

Fruchtsack 26

Frühentwicklung 17

Furchung 17

Furchung total 17

Gallenblase 53

Gameten 2, 9

Gametogenese 2

Ganglion vestibulocochleare 79

Gastrocoel 19

Gastroporus 19, 20

Gastrulation 19

Gastrulationstyp 20

Gaumenfortsätze 54

Geburt 39

Geburtsdrüse 85

Gefäße 33

Gehirnnerven 74

Gelbkörper 11

Genitalfalten 69

Genitalhöcker 69

Geschlechtsgänge 66

Geschlechtshöcker 67

Geschmacksorgan 81

Geschmackspapillen 81

Gesichtsbildung 47

Gesichtsfurchen 47

Gesichtsspalten 47

Gestagene 30

Glandarlamelle 69

Glandula vesicularis 67

glatte Muskulatur 99

Gliaseptum 73

Gliedmaßen 97

Glioblasten 72

Golgiphase 4

Gonaden 64

Gonozyten 2, 64

Graafsche Follikel 11

Gravidität 10

Gubernaculum testis 66

Haare 91, 109

Haeckel's Theorie 1

Halsbeuge 71

Halsbildung 47

Halswachstum 48

Hammer 79

Hammerblastem 78

hämochoriale Plazenten 29

Hämotrophe 24

Hämozytenblasten 33

Handblase 63

haploider Chromosomensatz 9

Harn- Geschlechtsapparat 60

Harnleiter 63

Harnröhre 63

Hauptstrombahnen 39

Haut 91

Haut- und Amnionteil 28

Hautnerven 109

Hautorgane 91

Hautrezeptoren 81, 109

Hensenscher Knoten 20

hepatolienalen Phase 40

Herz 33

Herzabstieg 34

Herzgelee 35

Herzmuskulatur 99

Herzohren 35

Herzschlauch 23

Herzschlauch 34

Herzwulst 23

hintere Darmbucht 23

hintere Darmpforte 23

Hirnbläschen 22, 71

Histiotrophe 24

Histogenese 100

Hodenabstieg 66

Hodenkanälchen 65

Hodenleitband 66

holoblastischer Typ 17

Holonephros 60

Hornhaut 77

Hühnchen 22

HY-Antigen 17

Hydrocephalus 74

Hymenalring 68

Hyoidbogen 43

hypaxialen Muskelanlagen 99

hypobranchiale Eminenz 56

Hypobranchialplatte 44, 87

Hypodermis 91

Hypomer 99

Hypophyse 82

Hypophysenplacode 22

Implantation 24

Imprägnation 15

indifferentes Stadium 69

Inguinalband 66

Inselbildung 54

Insemination 15

intermediäres Mesoderm 21

Intermediärzellen 10

Internodium 29

Interöstrus 10

Interrenalorgan 85

interstielles Knorpelwachstum 98

interstitielle Implantation 24

Invagination 20

invitro Befruchtung 19

invitro Fertilisation 15

Iris 76

Junktionszonen 30

Kapazitation 15

Kappenphase 4

Kardinalvenen 35

kardiogene Zone 33

Kardiovaskuläres System 33

Karunkeln 28

Kehlkopf 42

Keimblätter 20

Keimblattumkehr 25

Keimepithel 64

Keimepithelstränge 65

Keimleiste 60, 64

Keimscheibe 17, 18

Keimschild 18

Keimzellen 1, 2

Kiemenbogen 23

Kiemenbogenarterien 38, 43

Kiemenbogenderivate 45

Kiemenbogenmuskelblastem 44

Kiemenbogennerv 44

Kiemenbogenskelett 44

Kiemendarm 23

Kiemenfurchen 44

Kiementaschen 44

Kloakenmembran 20, 23

Klonen 5

Klonierung 19

Knochen 94

Knorpel 111

Knorpelskelett 94

Kolbenhaaren 91

Kolobom 76

Konjugation 16

Konzeption 17

konzeptionsfähig 11

Konzeptionshügel 15

Kopfbildung 47

Kopffalte 22

Kopffortsatz 20

Kopfmuskulatur 100

Kopfplacoden 75

Kortikalreaktion 15

Kotyledonen 28

Krallen 94

Krypten 25

künstliche Befruchtung 15

künstliche Besamung 15

Labioscrotalfalten 69

Laryngotrachealrinne 23, 55

Larynx 55

laterale Arytenoidfortsätze 56

laterale Gaumenleisten 54

laterale Zungenwülste 44

Lateralplatte 21, 73

Leber 42, 53

Leberbucht 23

Leberplatte 53

Leberzellbalken 53

Leptotänstadium 4

Leydigsche Zwischenzellen 8

Lidsynechie 77

Lidverklebung 77

Linsenbläschen 76

Linsenfasern 77

Linsennähte 77

Linsenplacode 22, 47, 75, 76

Lippendrüse 109

Lippenspalte 47

Lochialsekret 29

Lunge 56

Lungenknospen 56

lymphatische Säcke 41

Lymphgefäße 41

Lymphknoten 41

Magen 42

Magen 50

Magenanlage 24

Magendrehung 50

Magendrüsen 51

Magengekröse 51

Magengrübchen 51

Makromere 18

Mammarknospen 93

Mantelzone 72

Marginalzone 73

Markstränge 65

maternal 29

Meckelsches Divertikel 53

Meckelscher Knorpel 45

medianes Harnblasenband 64

medulläre Blutbildung 41

megaloblastische Blutbildung 25, 40

Meiosis 4

Melanozyten 73

Membrana bucconasalis 54

Membrana buccopharyngica 23

Membrana obturatoria 44

Menstruation 11

Meroblastier 20

meroblastischer Typ 17

Merogonie 17

Mesektoderm 43

Mesencephalon 71

Mesenchymskelett 94

Mesoblast 20

Mesodermplatte 20

Mesogastrium 50

mesolecithiale 9

Mesometrium 11

Mesonephros 61

Mesorchium 66

Mesothelzellen 85

metanephrogenes Blastem 62

Metaphase 8

Metencephalon 72

Mikromere 18

Milchdrüse 93

Milchleiste 93

Milz 42

Missbildungen ua. 37

Mittel- und Schwanzteil 9

Mitteldarm 42

Mitteldarmschleife 24

Mittelhirn 71

Mittelhirnbeuge 71

monöstrisch 10

Morphogenese 19

Morula 17

Mosaikeier 19

Müllersche Gang 66

Müllerscher Hügel 68

Mundhöhle 49

Muskeln des Mittelohrs 79

Myelencephalon 72

Myoblasten 100

Myokard 36

Myokardzellen 36

Myometrium 11

Myotom 99

Nabelstrang 24

Nabelstrangruptur 28

Nabelvenen 28

Nachniere 62

Nackenkrümmung 47

Nasendivertikel 55

Nasenmuscheln 80

Nasennebenhöhlen 55

Natursprung 15

Nebenhodenkanal 65

Nebenhodenkanal 67

Nebenniere 85

Nebennierenmark 73

Nebenschilddrüsen 87

Neozona 9

nephrogene Körperchen 62

nephrogener Strang 60

Nephrone 62

Nephrostom 60

Nephrotome 60

Nervensystem 71

Neuralleiste 22, 71, 73

Neuralplatte 21, 71

Neuralrinne 21

Neuralrohr 22, 71

Neuralwülste 21, 71

Neurektoderm 22

Neuroblasten 72

Neuroepithel 72

Neuroporus 22, 71

Neurulation 21

Nichtaufstieg der Nieren 63

Nidation 24

Nierenkugeln 62

nondeciduat 29

Nucleus pulposus 95

Ober- und Unterkieferfortsatz(-wulst) 43

occipitale Sclerotome 98

Odontoblasten 49, 73

Oesophagus 50

Ohrbläschen 76, 79

Ohrgrübchen 75, 79

Ohrhöckerchen 48, 78

Ohrkanal 35

Ohrmuschel 78

Ohrmuschelknorpel 78

Ohrplacode 22, 47, 75, 79

Ohrtrompete 46

oligolecithale 9

Omphalopleura 25

Ontogenese 1

Oogenese 2, 8

Oolemm 10

Oozytolemm 15

Operculum 43

Organogenese 32

Organum vomeronasale 80

Ostium atrioventriculare 35

Ostium primum 35

Östrus 10, 12, 14

Otozyste 79

Ovarieller Zyklus 10

Ovulation 15

Ovum 9

Pachytänstadium 4

Pankreas 42, 53

Pankreasanlagen 54

Pansen 52

Pansendrehung 52

Pansenknickung 52

Pansenvergrößerung 52

Papaniculou 14

Paraganglien 85

Parametrium 11

Paraplazenta 30

paraplazentale Region 29

paraxiales Mesoderm 21

Pars basalis penis 69

Pars nuda penis 69

Parthenogenese 17

partielle Furchung 17

Paukenhöhle 46, 79

Pericardhöhle 34

Periderm 91

Perimetrium 11

Perineum 53

Periost 111

peripheren Nervensystems 73

peritubuläre Zelle 7

perivitelliner Spalt 15, 16

Phallusteil 53

Phallusteil des Sinus 64

Pharyngealarterien 38

Pharyngealbogen 23

Pharynx 55

Phylogenese 1

physiolog. Nabelbruch 52

Pigment- und Nervenschicht der

Retina 76

Pikroblauschwarz 19

Placoden 22

Plazenta 28

Plazenta cotyledonaria 28

Plazenta diffusa 28

Plazenta diffusa completa 28

Plazenta diffusa incompleta 28

Plazenta discoidea 28

Plazenta multiplex 28

Plazenta vera 29

Plazenta zonaria 28

Plazentaklassifikation 28

Plazentalgürtel 29

Plazentarlabyrinth 29, 31

Plazentarschranke 29

Plazentation 28

Plexus 74

Plica mesonephridica 61

Plica sternopericardiaca 57

Plica urogenitalis 66

polarisierende Zone 97

Polkörperchen 9, 15

polylecithale 9

polyöstrisch 10

polyploid 16

Polyspermie 15, 16

Postöstrus 10, 13, 14

postpubertäre Phase 8

Postspermiationsstadium 7

Postzytokinesestadium 5

Prächordalplatte 20

Präformation 19

Präimplantationsstadien 19

präleptotäne Spermatozyten 4

pränatale Oogenese 8

Präova 9

Präputialbeutel 67

Präputium 69

Präspermiation 6

Präzytokinesestadium 7

primäre Oozyten 8

primäre Verköcherung 97

primäre Lungenbläschen 56

primäre Spermatozyten 4

primärer Gaumen 54

Primärfollikel 10

primitive Aorten 23

primitive Darmrinne 22

primitives Nierenbecken 62

primitive Nierenkanälchen 62

primitive Pericardhöhle 34

primitive Follikel 89

primitive Meningen 74

primitive Mundbucht 42

primitive Nasenhöhle 80

primitiver Pharynx 23,42, 43

primitive Sammelrohre 62

primitiver Phallus 69

primitives Darmrohr 23

primitives Glomerulum 62

primitives Pericard 22

Primitivorgane 22, 24

Primitivstreifen 20

primordiale Keimzellen 64

Primordialfollikel 8, 67

Processus vaginalis 66

Progenese 1

Proliferationszitzen 93

Pronephros 60

Proöstrus 10, 12

Prosencephalon 71

prospektive Bedeutung 19

prospektive Potenz 19

Prostata 67

provozierten Ovulation 10

pseudoglanduläres Stadium 56

Pseudoreifung 67

pseudosegmental 43

Pubertät 2

Puerperium 29

Pulmonalisklappe 35

Pulmonalstenose 37

quergestreifte Muskulatur 99

Rachenmembran 23

Randhämatom 29

Randschleier 73

Rathkesche Tasche 82

Rautenhirn 71

Recessus pneumatoentericus 58

Reduplikation 16

Regulation 8

Regulationseier 19

Reichertscher Knorpel 46

Reifephase 5

renale Agenesie 63

Residualkörperchen 5

Rete testis 65

Retentio secundinarum 29

Rhombencephalon 71

Riechepithel 80

Riechgruben 54, 80

Riechkolben 80

Riechorgan 76

Riechplacode 22, 47, 54, 76

Rindenstränge 67

Rippen 97

Ruhephase 16

Rundzellen 13

Sacculus 80

saisonal polyöstrisch 10

Samenepithelzyklus 5

Samenleiter 65

Samenleiter 67

Satellitenzellen 73

Schädel 98

Schalen 9

Schalenhaut 9

Schamlippen 70

Scheitel-Steiß-Länge 24

Scheitelwulst 24

Scheitelwulst 47

Schilddrüse 87

Schilddrüsenplacode 45

schleimige Zyklusphase 11

Schlundtaschenderivate 46

Schmelzepithel 49

Schmelzglocke 49

Schmelzorgane 49

Schnecke 80

Schwannsche Zellen 73

Segmentalarterien 38

Sehnen, Bänder und Sehnenscheiden 100

Seitenmesoderm 21

sekundär dotterarm 18

Sekundär- u. Tertiärfollikel 67

sekundäres Chorion 26

sekundäre Oozyten 9

sekundäre Hüllen 9

sekundäre Spermatozyten 4

sekundärer Gaumen 54

sekundäres Pericard 57

Sekundärfollikel 10

Semiplazenten 29

Separierungsphase 50

Septum oesophagotracheale 55

Septum pleuropericardiale 57

Septum primum 35

Septum secundum 35

Septum transversum 23, 34, 53

Septum urorectale 53

Septumdefekte 37

Septums interventriculare 35

Sertolizellen 5, 65

Sexualzyklus 10

Sinnesorgane 75

Sinovaginalplatte 68

Sinus cervicalis 43

Sinus cordis 35

Sinus coronarius 35

Sinus tonsillaris 46

Sinus und Milchgänge 93

Sinus urogenitalis 53

Sinus venarum 35

Sinushaare 91

Situs inversus 37

Skelett 94

Sklera 77

Sklerotom 95

Skrotalanlage 69

Sollbruchstelle 28

Somatopleura 22

Somite 21, 99

Somitenpaare 21

Somitenstiel 21

Spaltamnion 26

Speicheldrüsen 49

Spermatiden 3, 4

Spermatocytogenese 2

Spermatogenese 2

Spermatogonien 2, 65

Spermatozyten 3

Spermiationsstadium 6

Spermien 3

Spermiogenese 4

Spinalganglien 73

Spinalnerven 74

Splanchnopleura 22

spontanen Kontraktionen 36

Sprossungsphase 50

Stadien 24

Steigbügel 79

Steißbeuge 72

Steißkrümmung 24

Sternebrae 97

Sternum 97

Stirnwulst 47

Subcutis 91

Subgerminalhöhle 18

Subkardinalvenen 39

Sulcus alveololabialis 49

Sulcus atrioventricularis 35

Sulcus limitans 73

Sulcus ventriculobulbaris 35

Superfekundation 17

Superfetation 17

Suprakardinalvenen 39

Suprarenalorgan 85

Suturen 117

Synchondrosen 98, 111

syndesmochoriale Plazenten 29

Synzytiotrophoblasten 18

Talg- und Schweißdrüsen 91

Tastorgan 81

Telencephalon 72

telolecithal 9

Tertiärfollikel 10

testicular determining factor 65

Tetralogie von Fallot 37

tetraploide Zygote 16

Theca 10, 11

Theorie von Weisman 1

Thymusanlagen 89

Thymusbildung 46

Torus opticus 82

Trachea 42, 56

Tränennasenfurche 47, 48

transitorisch 60

transitorische Organe 22

Transposition 37

transuterinen Migration 25

Trichrom 56

Trigonum vesicae 64

Trommelfell 78

Trophoblast 17, 26

Truncus arteriosus 35

Truncus pulmonalis 35

Tuba auditiva 79

Tubenkontraktionen 15

Tuberculum impar 44

Tubulusbilder 5

Tubulusstadien 5

Tunica albuginea 65

ultimobranchiales Körperchen 46

Umbilicalarterien 35

Umbilicalvenen 35

unguiculare Leiste 94

Unterkiefer 117

Urachus 26, 64

Ureterenknospe 62

Urethralfalten 69

Urethralrinne 69

Urmund 20

Urniere 61

Urnierenfalte 61

Urnierengang 61

Urnierenwulst 47, 61

Urnierenzwerchfellsband 66

Urogenitalmembran 53

Urogenitalplatte 60

Urwirbel 21, 95

Uteriner Zyklus 11

Uterovagina masculina 67

Uterusfruchtkammer 29

Uterushörner 68

Uterustypen 68

Utriculus 80

Utriculus prostaticus 67

V. cava caudalis 39

V. cava cranialis 39

V. jugularis interna 39

V. portae 39

Vagina 68

Vaginalabstrich 14

Vaginalepithel 13

Vaginaler Zyklus 13

Vena azygos 39

Venen 39

ventrale Aorten 35

ventrales Mesogastrium 53

Ventrikel 35

Verhornung 13

Verknöcherungszentren 111

verzögerte Implantation 25

Vesikalteil des Sinus 53, 64

Vestibulartasche 79

Viszeropleura 22

Vomer 80

vordere Darmbucht 23

vordere Darmpforte 23

Vorderhirn 71

Vorhofsleisten 49

Vorkern 16

Vorniere 60

Vv. hepaticae advehentes 39

Vv. hepaticae revehentes 39

Vv. omphalomesentericae 25

Vv. umbilicales 28

Vv.hepaticae
advehentes/revehentes 53

weiblicher Geschlechtsapparat 67

weibliche Geschlechtsgänge 67

Whartonsche Sulze 28

Wirbelanlagen 95

Wirbelsäule 95

Wolffscher Gang 61, 66

Zähne 49

Zahnfach 49

Zahnhalteapparat 49

Zahnleiste 49

Zahnpapille 49

Zement 49

Zentralkanal 73

Zona 10

Zona pellucida 9, 10

Zonierung der

Zunge 110

Zungenbein 118

Zungenentwicklung 55

zweites Polkörperchen 9

zweite Reifeteilung 9

zweiter Kiemenbogen 43

Zwerchfellsentwicklung 58

Zwillingsbildung 16

Zwischenhirn 72

Zwischenzellen 65

Zygote 9

Zyklus 10

Zyklusdauer 10

Zystenniere 63

Zytokinesestadium 8

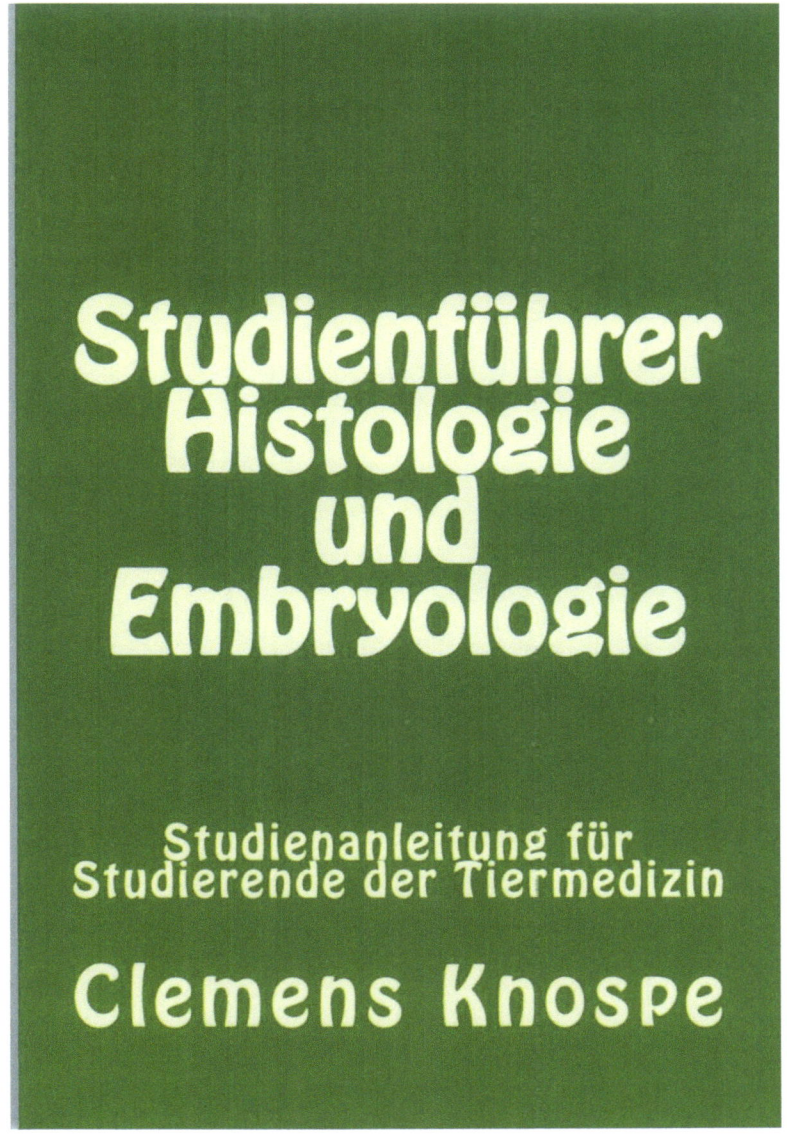

Beachten Sie auch den Studienführer für Histologie und Embryologie und den Kompaktatlas der Hausstiermorphologie mit weiteren Bildern zur Histologie und Embryologie der Hausstiere.

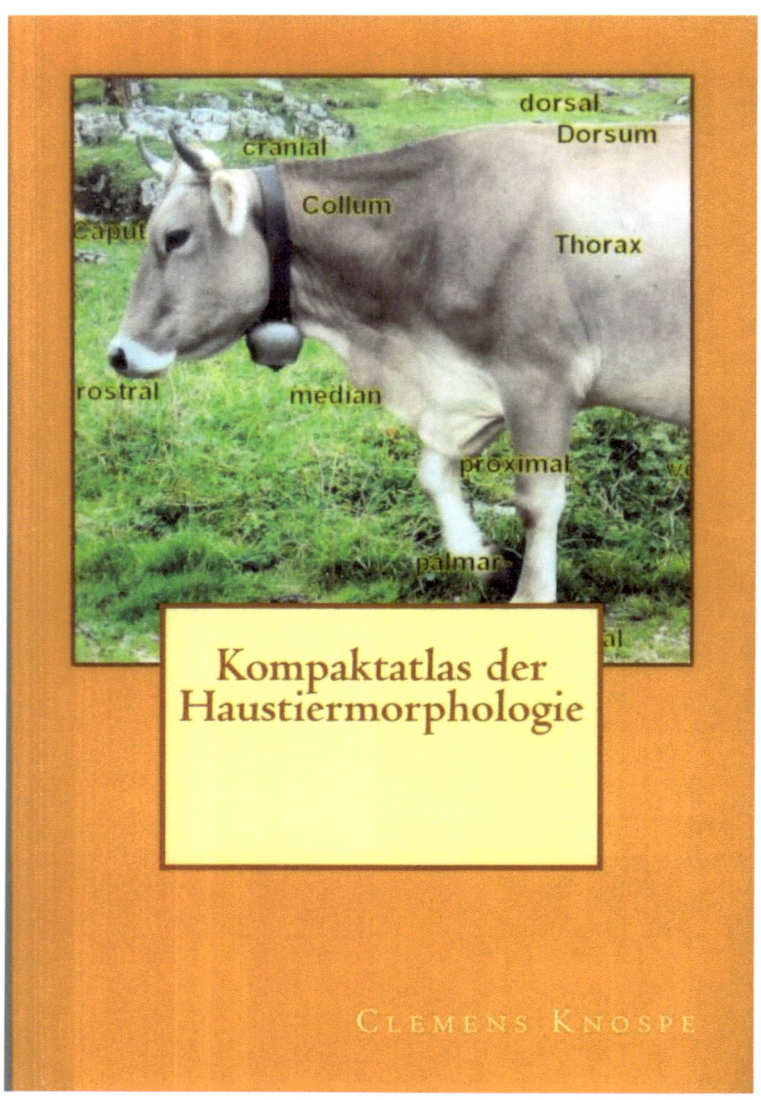

ÜBER DEN AUTOR

Studium der Chemie und Tiermedizin in Berlin, Fachtierarzt für Tieranatomie, seit 1988 Professor für Veterinär-Anatomie, -Histologie, und –Embryologie in Berlin, München und den USA. Prüfer und Gutachter für diese Fächer, Mitglied bei verschiedenen Fachgesellschaften und Nomenklaturkommissionen. Forschungsschwerpunkt ist die embryonale Entwicklung. Dazu, neben anderen Untersuchungen, auch Forschungen bei Schering zu Prostaglandinanalogen, im Sonderforschungsbereich Embryonalpharmakologie der FU-Berlin zur Polydactylie, in Berlin auch als DFG Projektleiter zur Magenentwicklung und als Gastprofessor an der Karlsuniversität Prag zur Halsentwicklung. Preisträger des Otto-Zietschmann-Preises 1996 für die Förderung veterinärembryologischer Forschung. Wechselnde Mitgliedschaften im Institutsdirektorium, Departmentrat, Universitätssenat und verschiedenen Universitätsgremien und -kommissionen.